元宇宙

重塑医疗服务的力量

清博研究院　编著

中国科学技术出版社

·北　京·

图书在版编目（CIP）数据

元宇宙：重塑医疗服务的力量 / 清博研究院编著
. — 北京：中国科学技术出版社，2024.3
ISBN 978-7-5236-0505-9

Ⅰ.①元… Ⅱ.①清… Ⅲ.①医疗卫生服务—研究—
中国 Ⅳ.① R199.2

中国国家版本馆 CIP 数据核字（2024）第 042311 号

策划编辑	李清云	**责任编辑**	贾　佳
封面设计	仙境设计	**版式设计**	蚂蚁设计
责任校对	邓雪梅	**责任印制**	李晓霖

出　　版	中国科学技术出版社
发　　行	中国科学技术出版社有限公司发行部
地　　址	北京市海淀区中关村南大街 16 号
邮　　编	100081
发行电话	010-62173865
传　　真	010-62173081
网　　址	http://www.cspbooks.com.cn

开　　本	880mm×1230mm　1/32
字　　数	201 千字
印　　张	11.125
版　　次	2024 年 3 月第 1 版
印　　次	2024 年 3 月第 1 次印刷
印　　刷	北京盛通印刷股份有限公司
书　　号	ISBN 978-7-5236-0505-9/R·3189
定　　价	79.00 元

本书编委会

组　　长：何　静

副 组 长：韩东辉　毛哲涵

编委人员：周　军　何燚宁

目　录

第三章
CHAPTER 3

医疗元宇宙技术的联动应用

065

第四章
CHAPTER 4
医疗元宇宙的患者主体性

097

第五章
CHAPTER 5

医疗元宇宙医院应用场景

117

第六章
CHAPTER 6 | 医疗元宇宙家庭的场景实现 | **169**

第九章
CHAPTER 9 ｜ 医疗元宇宙的特点及意义 ｜ **309**

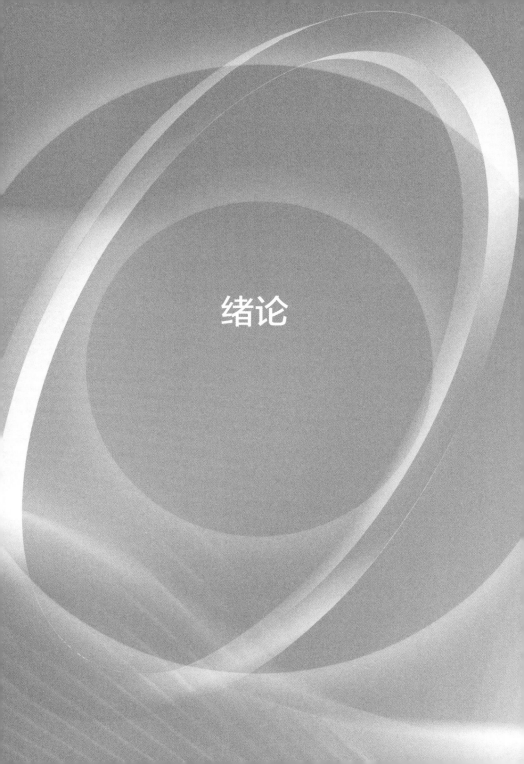

绪论

　　提起元宇宙，大家往往会想起诸多电影桥段或者沉浸式的游戏，是一个完全虚拟独立的世界，但元宇宙的实际内涵可能更复杂。2021 年是元宇宙元年，随着元宇宙浪潮的到来，各种行业都会面临着"元宇宙化"的问题，医疗行业作为与我们联系较为紧密的行业同样面临着这样的问题，即什么是医疗元宇宙、医疗元宇宙如何进行、我们是否有诞生医疗元宇宙的条件基础，医疗元宇宙的出现能解决什么问题。医疗这一概念从诞生，历经千百年的发展直至现在互联网医疗的出现，极大提高了人类的健康水平，但医疗行业的内在属性以及现实社会的发展问题注定该行业存在尚不能解决的顽疾，但随着元宇宙概念的提出，使得解决这些问题出现了曙光。医疗元宇宙是整合了多种新技术产生的下一代互联网应用和社会形态，它基于扩展现实技术和数字孪生实现时空拓展性，基于 AI（人工智能）和物联网实现医疗虚拟人、自然人和医疗机器人的人机融生性，基于区块链、Web3.0、数字藏品 /NFT 等实现经济增值性。在社交系统、生产系统、经济系统上虚实共生，每个用户可进行世界编辑、内容生产和数字资产自所有。医疗元宇宙的出现将会显著地提升患者的主体性，同时将医生从小病小患中解放出来，在医疗资源的利用与分配方面，医疗元宇宙也将会有显著的提升。

本书主要是介绍了医疗元宇宙的样貌，着重探讨了未来医疗元宇宙应用场景，以及医疗元宇宙的到来对现有医疗理念的革新，同时也探讨了医疗行业与元宇宙支撑技术的联动，为医疗行业迈向元宇宙提供了切实可行的建议，阐述了医疗元宇宙对现今医疗生态体系带来的颠覆性改变，同时总结了医疗元宇宙的属性以及特点，并进一步阐述了医疗元宇宙的意义。

本书主要分为九章。第 1 章，简要介绍了古代医疗与现代医疗的模式，以及存在的问题；第 2 章，主要介绍了在我国医疗元宇宙诞生的政策以及产业基础；第 3 章，主要介绍了在医疗领域可以通过元宇宙底层技术联动解决的医疗行业顽疾，从而阐述了医疗元宇宙的必然性；第 4 章，主要从患者的角度说明医疗元宇宙的诞生对患者主体性的提升；第 5、第 6 章，主要说明了医疗元宇宙诞生对传统的医疗场景的革新，使医疗技术不再严格地受到空间的限制；第 7 章，主要阐述了利用元宇宙技术对传统医学领域研究的赋能，推动不同医疗领域更快发展；第 8 章，则描述了未来医疗元宇宙的生态体系；第 9 章，阐述了医疗元宇宙的属性及特征，以及未来建设医疗元宇宙的意义。

本书的主要目的在于阐述医疗元宇宙的特征，以及它的到来给传统医疗行业带来的改变，为未来医疗元宇宙的发展提供思路与参考建议。医疗元宇宙目前还处于发展萌芽期，但随着元宇宙技术与相关应用的不断完善，医疗元宇宙会以一种更加成熟的形态出现在公众面前，为大众提供更加高效、方便的医疗服务。

第一章

医疗行业的历史变迁

"医疗"一词是近几十年才出现的，是指符合国际标准的一系列旨在治疗患者的治疗活动。医疗行业包括医疗保健和治疗，发生在医院、医生和患者之间，并由一系列医疗流程组成，包括预约、登记、排队、诊断、治疗和复查。医学业务主要是指由卫生人员按照执业技术标准所进行的照顾护理生命、治疗患者的健康促进业务，也包括为完成上述业务而进行的药物、医疗器械、救助人员运送、病房住宿等业务。而照顾护理生命则主要是指对人类生命从孕育至死亡的自然进程的照顾、救护，如孕期护理、生育支持、临终关怀等；诊疗疾病主要是指人们在身体遭受疾病侵害后，对功能失调或损害的部位加以调节，以期改善机能、恢复健康的过程。自古以来，诊疗都是一种多方博弈的活动，是医师、药商、患者、诊所和监督管理组织等共同参与的博弈。

社会公众对于医疗的关注始终保持在一个高水平，每日的相关舆情多达 30 万条，大多来源于东部城市群。由网络医疗相关舆情分析得出的公众医疗情绪分布图，如图 1-1 所示，尽管

52.65% 的舆情体现出公众对于国内当前医疗的赞扬，但是仍有 13.72% 的舆情体现出公众对于国内当前医疗的不满，11.18% 体现出害怕，7.64% 体现出不喜之情，表明公众当前对于医疗现状有较多不满。可见对于医疗行业进行深度研究，精准把握我国医疗行业当中存在的问题，并结合元宇宙技术对未来医疗行业的发展做出认真思考与畅想，对于满足我国公众的医疗关切具有重大意义。

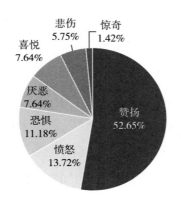

图 1-1　公众医疗情绪分布图

资料来源：中国卫生健康统计年鉴。

第一节　各阶段医疗模式介绍

我国医学历史悠久，自原始社会开始，就有医疗行为出现。在介绍医疗行业如何借助元宇宙技术全面转型为医疗元宇宙之前，笔者先带大家梳理我国的医学变迁史，本文根据我国医疗活动的主体内容大体划分为古代医疗、现代医疗和互联网医疗三个阶段。

古代医疗模式概述

1. 古代医疗模式的特征

我国的古代医药理论是在多年的医疗和生活实践中，逐渐积淀而形成的理论风格比较鲜明的古代医药理论体系。原是专门研究人体的生理、疾病、病症的诊疗与预防的一个专业，通常以由我国的汉族人民所创造的传统医术为主，还包括其他民族的民族医学。中医学在总结实践经验的过程中，将当时先进的哲学理论与现代医学理论组合成了一个不可分割的整体，共同构成自然哲学形态。它以气的一元论、阴阳理论、五行学说为自身的哲学基石，内容涵盖哲理、玄学、民俗医学等，相比传统中医学，虽具有非自然科学成分，但还具有相当的人文价值。

中医形成于原始社会，人们在和自然力量抗争的过程中，面对病痛，远古先民发现通过一些药用食物可以减缓病痛，用烧热的石块或砂石可以局部镇痛，用石器敲击某一部位能减轻痛苦，同时人们发现通过舞蹈可以舒筋壮骨。春秋战国时期，中医学理论逐步确立，实现了医疗理论与解剖方法的简单分科，当时人们以"四诊法"为主要诊疗方式，以汤药、针灸、导引、砭石等为主要医疗方式；西汉时期，人们以"阴阳五行"理论解释人体的生理变化规律；东汉时期，张仲景对"八纲"已经有了深入的理解，从中总结出了治疗的"八法"。华佗对外科医学理论和麻沸散的运用很熟练，整理出了"五禽戏"；唐朝时期，"药王"孙思邈共采集 5000 多种好药，整理了大量先人的医学理论知识和治疗经验，并采用了辨证治疗；两宋时代，宫廷建立了翰林医学院，医学分科更加完善，为了达到中国针灸的高度统一，发布了《图经》，并统一了穴位标准；金元时期，中医学逐渐没落；明清时代，温病学派和时方学派逐渐代替了中医药经方学派，而李时珍的《本草纲目》则标示着中药药理学逐渐趋于没落。这一时期，蒙医、藏医的蓬勃发展也是受到了中医药的深远影响。

2. 古代医疗模式的问题

通过对中国古代医学的现状及其争论进行概述，对我国古代医药的历史发展、我国古代医药的当代现状以及争议焦点的研究，我们可以知道：按照今天的现代医学眼光来看，中国古代医学是一门经验科学，其更多是一种实用主义的体现。

现代医疗模式概述

1. 现代医疗模式的特征

（目前医院主要是指患者前来"问病就诊"的地方，其核心理念是医院，这也是绝大多数医院采用的常规就医方式，涵盖了各种线下医疗机构。）医药行业一直是一种比较保守的产业，医务人员看病按部就班，治疗程序按部就班，所有事情都按部就班，这样难免导致整个医疗产业和时代脱节，从而导致产业里面的各种问题更加突出。在医院的挂号、交费办手续等琐碎的事上，人们要浪费许多时间。如采用了纸上记录系统，让患者的有关疾病信息只能存留在医疗机构和纸质资料上，而不能随时流动、传递和共享，患者的就医方式也仅限于通过和医疗人员见面这一方法。同时，在中国传统医院的管理模式中，医院数据也大多来自医院的信息化管理系统，但由于这些信息化管理系统封闭而不开放，数据的使用率也相当低下。而且由于这些传统的数据积累大多集中在医院里面，而对医院以外病人的相关数据，如诊断效果数据、评估数据，以及新近发病的数据等都无法掌握与跟进。因此可以看出，医院的工作模式是一种很烦琐也很严肃的工作模式，它往往要求大量各学科的人员协同作战，去进行疾病的检查治疗康复等工作内容。

2. 现代医疗模式的问题

传统医疗服务链中医院、医生、患者三者分别存在问题。医患纠纷、医院管理、医院资源分布不均、患者看病贵看病难的问题存在了很长时间。

公共医疗卫生资源存在着固有的资源分布不均，分级医疗体系的有效性较低的问题。这种不平衡主要体现在不同地区之间医疗资源的差异，以及同一地区不同层次医院之间的差异。按照国家卫健委发布的统计资料，我国约80%的公立医院资源聚集于城市，其中30%分布于大型公立医院。以2019年为例，从东部、中部和西部三个区域的医疗机构数量和医疗机构资产规模以及医疗机构效益三个方面来比较，如图1-2所示，可以看到，东部区域的医疗院所总量最多，超过了380420家，占我国医疗院所总量比重的37.76%，而中部和西部医疗院所总量的占比分别为30.93%和31.31%；如图1-3所述，全国医疗院所的资产规模超过了51847.92亿元。从分地区来看，东部医疗机构的资产总量最大，为24143.37亿元，占比为46.57%，而中部和西部地区占比分别为27.62%，25.82%；如图1-4所述，全国医疗院所净资产总额为2344.96亿元，其中东部区域净资产总量为1038.69亿元，占净资产总量的44.29%。总体来说，东部区域医疗机构的赢利能力比较好。

目前，全国三甲医院主要分布于省会城市，现代化的医院设施和良好的医院资源也聚集于这些医院。相比之下，乡村和城市社区的诊所没有合格的保健人员和全科医师，即使是县城中的一些中小医院也没有高级医师。这种情形导致患者涌向大城市的大医院，致使很难在一些大医院找到床位。近年来，门诊1万人次以上的省市大型公立医院数量急剧上升，虽然政府部门进行了强力监管，但医院公共服务的品质与效能还是没有获得有效提升。相应地，尽管基层医疗机构的人才待遇、设施和硬件水平都有所提高，但效率和服务水平却不升反降了，民众逐渐产生了"小病也上大医院"的观念，许多基层医疗机构"门庭冷落"，患者稀少。由于病人的集中造成了就医困难、费用昂贵等一系列问题，也使得大型医院忙得不可开交，某种程度上阻碍了医疗水平的提高。

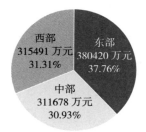

图 1-2　2019 年中国医疗机构数量区域分布
资料来源：中国卫生健康统计年鉴。

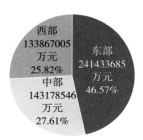

图 1-3　2019 年中国医疗机构资产规模区域分布
资料来源：中国卫生健康统计年鉴。

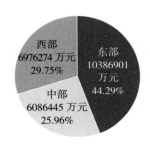

图 1-4   2019 年中国医疗机构效益区域分布

资料来源：中国卫生健康统计年鉴。

在医院管理方面，出现了以药品的利润拉动医院的经济效益的异常情况，还有药品和设备采购链的腐败，这些都导致了部分医生的医德有所下降。

长期以来，患者一直受到就医困难、费用昂贵和医保难保的困扰。目前，全国职工医保覆盖面已达到了 95% 的劳动人口，根据 2020 年年底的数据，全国职工中参与医疗保险人员 34455 万人，较上年增长了 1530 万人，增加 4.7%。其中在职员工约 25429 万人，较上年增加了 5.0%；退休职工为 9026 万人，较上年增加了 3.7%。在职退休比值为 2.82，比上年增加了 0.04，如图 1-5 所示。从数据来看，这是相当惊人的，但实际保障水平很低，医疗保险基金入不敷出、濒临崩溃。由此产生的医患关系和医患冲突持续升级。患者出于不正当理由妨碍医疗秩序、侵害医生人身安全的事件时有发生，甚至出现了专业的"医闹"群体。上述问题的根本原因是医疗资源短缺，医疗体系难以从体制和机制上提供普遍、合格的医疗服务，结合患者就医困难、费用昂贵和医保难保的痛点，共同引发了医患矛盾。近几年来医患纠纷总体呈上升趋势，如图 1-6 所示。

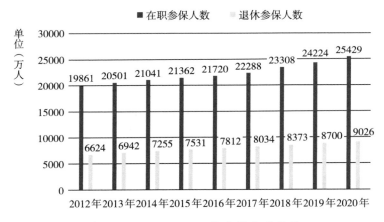

图 1-5　2012—2020 年参保人数统计

资料来源：2020 年全国医疗保障事业发展统计公报。

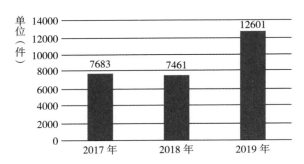

图 1-6　2017—2019 年医疗损害责任纠纷案件数量

资料来源：Alpha 案例库。

医务人员的压力大多源于职业、生存、社交以及心理健康。比如，工作内容烦琐、对专业要求很高、工作和家庭之间的长时间矛盾、工作中的人际交往关系问题、工作环境、工作气氛的不融洽、待遇提升的机会渺茫等，这些因素都是因工作而形成的，从而给医务人员造成了巨大的工作压力。

医务人员的工作本身具有一定的特殊性，承担着较高的工作要求和责任。医务人员不仅要全身心地投入医疗和救治工作，处理可能发生的医疗意外和纠纷，还要时常体会到患者病情危重或者死亡带来的心理冲击，因此与其他职业相比，医务人员承受着长期的体力透支和精神负担，其面临的工作压力也更加突出。

互联网医疗概述

在 21 世纪初，已经有部分企业借助互联网的东风开展一些线上的医疗服务业务，例如在 2000 年成立的丁香园，其业务特征主要以医生工具、患者工具为主；39 健康网主打医疗资讯；2006 年成立的"好大夫在线"主打三甲医院医生特色；2007 年成立的"寻医问药"主要致力于医药资讯传播。在 21 世纪的前十年是互联网医疗的萌芽时期，在此期间政策条件有限，尝试互联网与医疗结合的企业相对较少，发展方向不明，投入与收获不成正比。在 2015 年前后，国家出台一系列"互联网 +"政策，互联网医疗领域涌入海量的资本，互联网医疗行业逐渐进入快速发展期。2019 年以后，受制于新冠疫情的影响，线下诊疗受到很大的冲击，互联网医疗优化了医疗资源配置，医疗行业向线上发展。

1. 互联网医疗模式的特征

网络诊所是指网络技术在诊所行业中的最新运用，它涵盖了医生们以网络为传播载体和技术手段的网络电子健康、诊所信息检索、电子健康档案、疾病风险测评、网络疾病咨询、网络电子处方、远程问诊及远程护理与健康信息管理等多种类型的健康诊疗业务，同时具备了咨询服务、随访、急慢病信息管理等各种功能，并有实体诊所作为强大的支持，线上方便了患者，也就是最简单的健康问题不需要在线下诊所，只需在网络上就能够完成。

网络医院业务一般分为三个阶段：线下服务主体、线上治疗管理系统和云端服务器数据库系统。当中，线下主体一般分为医务机构（包含医学检验机构、医生、诊所、公共管理部门等）、病人，联网药房和医保管理机构；而线上治疗管理系统则分为在线预约挂号子系统、电子病史子系统、结果子系统和评分子系统；云端服务器数据库系统一般有两种：一种是病患个人的历史病案详尽记录，只对病人自己公布；另一种则是通过匿名、隐私权等技术手段处理后的公共病案信息库（统计源于电子病史子系统、结果子系统和评估子系统），向全社会公布。后者一般供应数据检索业务，包含了治疗的详细信息、对医务人员和药店的评价信息，以及医药收费等详细信息。

网络健康也预示着中国医疗保健领域全新的发展方向，可以缓解中国当前医疗保健资源不均衡状况和人民日益增长的健康要求之间的矛盾冲突，这也将成为我国卫健机构主动引领和扶持人民的健康发展方式。而目前，我国关于健康发展方面的政策措施已经经历了"试水研究期－实验试点期－严格管控期－标准发育期－新的宽松期"等五大阶段。2016 年 10 月 15 日，国务院办公厅印发的《"健康中国 2030"规划纲要》标志着互联网医疗发展第一次正式提上了我国的战略层次。网络医院发展在 2017—2020 年已经步入了成熟期，国家卫健委、国家医保局、国务院办公厅等相关机构先后从监管、技术应用等多个层面出台了数条政策及政府规划，注重应用层支持和引导；2020 年以后互联网医疗政策不断出台，该时期政策主要集中在互联网医保支付规范方面，互联网医疗全面推进落地应用见表 1–1。而随着疫情的不断演变，卫健委多次下发通知支持互联网医疗行业的发展，因此政策可能会进入新的宽松期。而元宇宙成为网络产业蓬勃发展的最终形式，当前互联网医药产业有关政策的发展也将极大促进国内医药产业走向医药产业的最终互联网形式，即向医疗元宇宙阶段发展。

表 1–1　互联网医疗发展历程

时期	时间	政策措施
萌芽期	21 世纪初	互联网发展萌芽期，与医疗交叉领域尝试企业较少
发展期	2015—2019 年	陆续发布了数条政策，涉及监管、应用及试点等方面，侧重于应用层支持和引导

时期	时间	政策措施
爆发期	2020 年至今	该时期政策主要集中在互联网医保支付规范方面，落地应用层

与传统医疗相比，它具有多重的优势。第一，网络医院减少了时间与空间成本，极大改善了传统医院复杂的医学过程，并化解了异地就医的空间问题。传统医院面临着"等几小时看几分钟病"等高时间成本的问题，且针对中老年群体以及经济水平相对低下的家庭来说，网络医院可以更省时间、省费用、省心，适应性也更强。第二，互联网医院还可以促进分级治疗。目前，远程医学的终端模式已经在众多三甲医院和主要诊所中出现，如图 1-7 所示，给医院之间创造了网络沟通、双向转诊和轮诊的机遇，但相对而言，传统医院的分类检查和处理工作效率低、复杂性高。第三，在互联网医疗下，医患交流时间更为充分，医务人员对患者疾病情况的了解也更为全面，双方关系更加友好。受到诸多原因的干扰，中国医疗面临医患双方直接的冲突，也会引发越来越多的医疗冲突。第四，目前，网络医生的诊断系统已经日益完善，各种传感等技术手段日趋成熟，除了能逐渐实现与实体医疗机构相比几乎完备的所有功能，还增加了许多辅助功能，如并发症管理、药物管理和其他细致的诊断后疾病管理。这些功能是传统医院的医生很难实现的。

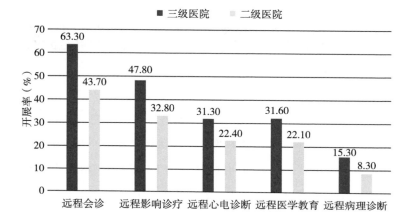

图 1-7　2018—2019 年远程医疗细分项目开展率

资料来源：2019 年全民健康信息化调查报告。

　　由网络医疗相关舆情分析得出的公众互联网情绪分布情况，如图 1-8 所示，58.42% 的舆情体现出公众对于国内互联网医疗

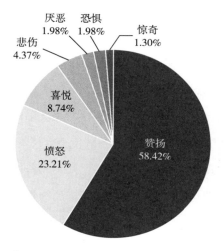

图 1-8　公众互联网医疗情绪分布图

的赞扬，同时还有 8.74% 的舆情体现出公众对于国内互联网医疗的喜悦，可见国内公众对于当前互联网医疗大多持正面态度。

媒体的问卷调查则表明，将有近八成受访者表示会首选在网络诊所就医，但也有许多网友担忧互联网诊所会出现诊疗不正确、无法合理开药等问题。尽管目前互联网医疗仍然存在很多问题，但它的出现显然解决了长期困扰医学界的许多问题，提高了医生和病人的便利程度，并且对相应的监管部门来说，监管效力和效率也有了很大提高。

2. 互联网医疗模式的问题

现阶段互联网医疗的发展还存在一些问题。第一，资源配置稀缺问题。传统医院一直掌握着医院资源的大部分份额，而网络医院在医疗资源中的份额较少，资源匮乏，医务人员的观念亦有待改变。第二，对通信设施的依赖问题。在信息较为通畅的网络医疗条件下，从乡村区域获得就诊信息的信息途径大多为手机、书刊等传播工具，而由于城市区域信息传递便捷且多元，所以在乡村区域的信息传播速度和广泛性都比不上城市。同时，在发展互联网的基础上，也面临着若干问题，如医疗机构各自都建立了自身的信息库，但不能相互连接贯通。目前的医院信息系统整合也不够健全，在资源共享上还有问题。第三，政府监督和公众信任问题。在当前的互联网技术下，监管本身就很困难，互联网医疗虽然对那些难以谈论的疾病（如性疾病和心理问题）而言，有助于保护患者的隐私，但患者面对素未谋面的医生和从未接触过的药物，心中依旧存在顾虑。第四，线下就医也具有网络诊所无法替代的优点。例如，中医看病必须"望闻问切"，比在线医疗看病更重检验，这是网络诊所无法替代的。此外，有些急病、大病也不适宜在网络诊所就诊，这些都是网络诊所的"天然短板"或"天然劣势"。

引导线下诊所采用"互联网+"，开办网络诊所，可以为群众求医问诊带来更多方便，让诊所更"接地气"。网络诊所要能最大限度发挥出治病救人的功能，为群众带来更好的就医服务，同时还要弥补短板，在正规轨迹内健康有序地发展，把自身变成对线下诊所的有益补充，如此才能"叫好又叫座"，变成众多病患的"卫生守护神"。这就给医疗元宇宙的诞生提供了机会。

综上分析，现阶段，中国的就医环境仍存在许多挑战，如慢性病发生率较高、医疗资源分布不均等。当前中国医药模式下产生的"两难、三低"困境也引起了人们重视，即入名院难、看名医难，社区诊所的高端设施覆盖率较低、高端技能熟悉度低、对患者认可度较低。如何有效解决这些问题？向物联网医学领域进一步扩展的元宇宙医学，将可能为生物医学发展带来全新的动力。元宇宙的产生给医疗行业带来新的发展契机，医疗行业将步入医疗元宇宙的时代。而针对医疗元宇宙的模式，有不少专家给出了自己的构想。

第二节　医疗元宇宙诞生的初步构想

元宇宙的出现给医疗行业带来了新的机遇。许多科学家都认为，未来医疗的主要愿景是人与自然的和谐统一。

专家提出可以从服务、医疗、管理三个方向入手，建设智慧医院。在服务方面，将实现线上和线下更多的融合，尤其是线上将形成线下医疗服务的同质化和延伸。由于元宇宙概念的发展与赋能，病人是否可以在三维的虚拟空间中进行真正的检查诊疗服务已纳入研究者的课题。在未来，对于许多治疗，临床检查患者特别是门诊患者，将不再必须去实体诊所，而有可能在自己的居室内就可以进行各种所需要的检查诊疗服务。在医疗方面，其一，更加强调特殊情况特殊处理。在引进并实施个性化治疗的同时，也强调整体护理，做到个性化与非专科化相结合。这就需要在信息管理工作中更强调多模式的大数据融合与支持能力。其二，改善医疗双方缺少有效信息交流的状况。长期以来，由于医疗机构所面对的就医病人数量庞大，病人往往感到很难进行充分的信息交流，而沟通与安抚则在整个治疗流程中十分关键。因此，目前信息管理工作主要有两条具体的研究方向，一是如何利用当前的信息化技术手段，使交流途径更为顺畅；二是如何利用元宇宙的新概念与技术手段，让医疗交流在虚拟空间模式下更为生动直接。在信息管理方面，着重构建数字化的孪生病区原型，从概念上来说，即集合了实体医疗经营管理的整体数据，在虚拟数字世界中显示出医疗经营状况。从实际过程的视角出发，更多的是要使用各类物联网装置，如摄像机、探头、水电传感器等设备，并采用数字孪生管理模式对整个医疗区域实现数字化运营。未来，智慧病房还可根据室内外环境变化（如温度和日照）自动调整病区的气温、湿度和亮度，并通过实现数字化孪生式医疗管理，参与医疗的实际运营。

还有某些专家学者也明确提出了健康元宇宙的新定义，并指出随着中国民众健康意识的持续改变，健康医学的核心主体也正从医师转变为病人。健康元宇宙是基于网络信息化和移动智慧终端进步而逐渐发展壮大的，民众的健康数据和治疗资讯也将会拓展至多样化的诊断与治疗形式，比如：从为医师服务扩展至各种健康检测与诊断手段（数字疗法），以及从医院治疗扩展至院外的健康检测服务等。在这样的基础上叠加了元宇宙概念，即健康元宇宙。其提升过程涉及几个层次，本文将以数字化为例，阐述其所渗透包含的两个重要节点。首先是产业链中细分角色兴起，以弥补相应数字化的不足。该链条中还涉及信息采集层、大数据分析的整理和数据分析层以及应用端。其应用端已成为流程中的重要核心，集数据产品、电子化使用与电子化付费服务为一体，其对数字化产品的了解、接受和支持，决定着中国医药保健品行业数字化发展速度。其次是数字共享、流动与交换制度的建设，有助于减少公司风险，探索规范化发展。采用数字决策系统的单病种全病程的管理干预预示了数字管理模式的打通性，它可以为寻找更多规模化、可重复的商业模式提出借鉴意见。

白春学博士则指出，元宇宙医学是指利用 AR 技术所实现的物联网医学，将聘请欧洲、美国等地区和国家的生物医学与 IT 专家组建多学科专家组，以逐步确定元宇宙医学的基本概念，并形成了元宇宙医学的共识（*Expert Consensus on the Metaverse in Medicine*）。该共识认为，中国建立元宇宙医学的技术条件已经成熟，利用中国元宇宙医学的云端平台，可以开展元宇宙教育、科学普及、会诊、分类治疗和临床科研。专家们强调，元宇宙不是一种技术，而是多种数字技术的整合，可能对现有医学模式带来颠覆性改变。在此期间，技术如何整合、如何开发应用、如何规范推广都非常关键，毕竟医学领域"人命关天"。专家们还提出了"元宇宙医院"的设想，聚拢更多数字新技术突破现有医疗模式局限，造福更多患者。白春学称，借助"全息构建技术－全面感知""全息模拟科技－智慧管理""虚实融合科技－控制""虚实联合科技－人机交互融合"等技术开发应用，或能实现"物联健康新契机，直面名家零距离，虚实联合加质控，人机交互触合谁能敌"的元宇宙医疗惠众愿景。

第三节　本章小结

通过对医疗行业的发展脉络进行梳理，可以发现医疗行业从最开始的以经验为主，实用主义至上，逐渐转变为具有严谨的理论基础，可被量化研究的学科专业。现代医疗行业随着技术的发展与运用，逐步摆脱了医疗行业在发展过程中出现的部分问题，但受制于医疗的行业属性，即便有各种诸如互联网、AI 等新技术的加持，也不能完全改变目前医疗行业存在的医疗资源分布不均、医院管理机制不健全、医患矛盾与医生压力过大等问题，新兴互联网医疗同时也存在资源配置稀缺、严重依赖通信与公众信任等问题。正是这些问题的出现，推动着医疗行业向着下一个阶段发展。

第二章

医疗行业迈入医疗元宇宙的基础

　　在分析目前医疗行业各阶段模式的弊端，并系统参考多位权威专家对医疗元宇宙的设想后，可见医疗行业迈入医疗元宇宙有其重要价值并具有清晰的发展方向。医疗行业由当前阶段模式顺利转型成为医疗元宇宙模式，需要全方位扎实的基础。本章从六个部分系统分析当前我国医疗行业迈入医疗元宇宙的基础，阐述我国建设医疗元宇宙的可行性。

第一节　元宇宙的政策基础

　　20 世纪 90 年代，我国就开始规范和推广远程医疗服务，陆续出台了相关政策，规范和指导了远程医疗的资质管理、医疗责任控制等内容。而近些年国家出台的对于促进互联网医疗、远程医疗、智能医疗的相关政策成为我国医疗行业迈入元宇宙时代的政策基础。

　　2015 年 9 月 8 日，《国务院办公厅关于推进分级诊疗制度建设的指导意见》发布，提出：鼓励二、三级医院向基层医疗卫生机构提供远程会诊、远程病理诊断、远程影像诊断、远程心电图诊断、远程培训等服务。

2016 年 4 月 26 日，国务院办公厅发布《深化医药卫生体制改革 2016 年重点工作任务》，提出：整合健康管理及医疗信息资源，推动预约诊疗、线上支付、在线随访以及检查检验结果在线查询等服务，积极发展远程医疗、疾病管理、药事服务等业务应用。

2016 年 10 月 25 日，中共中央、国务院发布《"健康中国2030"规划纲要》，互联网医疗首次被提到国家战略层面。

2016 年 11 月 7 日，工信部等共同发布《医药工业发展规划指南》，提出大力推动"互联网＋医疗"，发展智慧医疗产品。

2017 年 1 月 9 日，国务院发布《"十三五"深化医药卫生体制改革规划》，要求大力推进面向基层、偏远和欠发达地区的远程医疗服务体系建设，鼓励二、三级医院向基层医疗卫生机构提供远程服务，提升远程医疗服务能力。

2018 年 7 月 17 日，国家卫健委、国家中医药管理局发布《互联网诊疗管理办法（试行）》《互联网医院管理办法》（试行）和《远程医疗服务管理规范》（试行），对互联网诊疗进行了规范和限制。

2018 年 7 月 13 日，国家卫健委、国家中医药管理局发布《关于深入开展"互联网＋医疗健康"便民惠民活动的通知》，明确加快推进智慧医院建设，运用互联网信息技术，改造优化诊疗流程，贯通诊前、诊中、诊后各环节，改善患者就医体验。

2018 年 11 月 6 日，国家中医药管理局发布《中医药发展战略规划纲要（2016—2030 年）实施监测方案》，提出推动"互联网 +"中医医疗。

2019 年 4 月 28 日，国家卫健委、国家中医药管理局发布《关于印发全国基层医疗卫生机构信息化建设标准与规范（试行）的通知》，针对目前基层医疗卫生信息化建设现状，着眼未来 5~10 年基层医疗卫生机构信息化应用发展建设需求，对社区卫生服务中心（站）、乡镇卫生院（村卫生室）提出了细分建设要求。

2019 年 5 月 15 日，国家卫健委、国家中医药管理局发布《关于推进紧密型县域医疗卫生共同体建设的通知》，明确要在县域组建医疗共同体，逐步实现区域内医疗资源共享，进一步提升基层服务能力，推动形成基层首诊、双向转诊、急慢分治、上下联动的分级诊疗模式。

2019 年 5 月 20 日，《国家医保局、财政部关于切实做好 2019 年跨省异地就医住院费用直接结算工作的通知》发布，指出：随着统一的国家医疗保障信息平台建设，2020 年年底前，基本实现符合条件的跨省异地就医患者在所有定点医院住院能直接结算。

2019 年 8 月 30 日，《国家医疗保障局关于完善"互联网 +"医疗服务价格和医保支付政策的指导意见》发布，提出：积极适应"互联网 +"等新业态发展，提升医疗服务价格监督监管信息化、智能化水平，引导重构医疗市场竞争关系，探索新技术条件下开放多元的医疗服务价格新机制。

2020 年 2 月 7 日，国家卫健委发布《关于在疫情防控中做好互联网诊疗咨询服务工作的通知》，明确各级部门要充分发挥互联网诊疗咨询服务在疫情防控中的作用，缓解医院救治压力，减少人员聚集，降低交叉感染风险。同时，加强对互联网诊疗服务的监管，有效保障医疗质量和患者安全。

2020 年 2 月 17 日，国家卫健委发布《关于加强疫情期间医疗服务管理满足群众基本就医需求的通知》，要求指导医疗机构加强精细化管理，依据"互联网＋医疗"优势作用，加强线上就医指导，加强门诊患者就诊预检分诊，减少交叉感染。

2020 年 2 月 6 日，国家卫健委发布《关于进一步落实科学防治精准施策分区分级要求做好医疗服务管理工作的通知》，再次强调"加强互联网诊疗咨询服务工作"，要求各地区充分利用"互联网＋医疗"优势作用，在防控中积极做好互联网诊疗咨询服务。

2020 年 4 月 7 日，国家发改委、中央网信办发布《关于推进"上云用数赋智"行动培育新经济发展实施方案》，提出：将符合条件的"互联网＋"医疗服务费用纳入"一包"支付范围，鼓励定点医疗机构提供"不见面"购药服务，不断提升信息化水平，使用医保电子凭证实现互联网医保服务无卡办理。

2020 年 5 月 8 日，国家卫健委发布《关于进一步推动互联网医疗服务发展和规范管理的通知》，提出：进一步推动互联网技术与医疗服务融合发展，发挥互联网医疗服务的积极作用。各地要坚守医疗质量和患者安全底线，不断规范互联网诊疗和互联网医院的准入和执行管理，加强监管。

2020年5月21日，国家卫健委发布《关于进一步完善预约诊疗制度加强智慧医院建设的通知》，提出：大力推动互联网诊疗与互联网医院发展，总结新冠疫情期间的互联网诊疗、建设互联网医院、运用远程医疗服务的经验，以推动互联网技术与医疗服务融合发展。

2020年7月14日，国家发改委等13部门发布《关于支持新业态新模式健康发展激活消费市场扩大就业的意见》，提出：积极发展互联网医疗，以互联网优化就医体验，打造健康消费新生态，进一步加强智慧医院建设，推进线上预约检查检验，探索检查结果、线上处方信息等互认制度，探索建立健全患者主导的医疗数据共享方式和制度。

2020年7月21日，国务院办公厅发布《关于进一步优化营商环境更好服务市场主体的实施意见》，提出：在保证医疗安全和质量前提下，进一步放宽互联网诊疗范围，将符合条件的互联网医疗服务纳入医保报销范围，制定、公布全国统一的互联网医疗审批标准，加快创新型医疗器械审评审批并推进临床应用。

2020年10月24日，国家医保局发布《关于积极推进"互联网＋"医疗服务医保支付工作的指导意见》，要求：明确"互联网＋"医疗服务协议管理范围、协议申请条件，解决怎样才能纳入医保支付的问题；明确医保支付范围、结算对象，解决如何支付的问题并指出要强化"互联网＋"医疗服务监管措施，对基金监管提出了具体要求。

2020 年 11 月 2 日，国家药监局发布《药品网络销售监督管理办法》（征求意见稿），要求：药品零售企业通过网络销售处方药的，应当确保电子处方来源真实、可靠，并按照有关要求进行处方调剂审核，对已使用的处方进行电子标记。

2020 年 12 月 4 日，国家卫健委、国家医疗保障局、国家中医药管理局国家中医药局发布《关于深入推进"互联网＋医疗健康""五个一"服务行动的通知》，提出：推进"一体化"共享服务；推进"一码通"联合服务；推进"一站式"结算服务；推进"一网办"政务服务。

2020 年 12 月 8 日，国家卫健委发布《关于进一步推进"互联网＋护理服务"试点工作的通知》，提出：各省（区、市）结合实际均可开展"互联网＋护理服务"试点工作，进一步扩大试点范围并规范开展试点工作。

2020 年 12 月 30 日，国家医保局发布《医疗机构医疗保障定点管理暂行办法》和《零售药店医疗保障定点管理暂行办法》，提出：互联网医院可依托其实体医疗机构申请签订补充协议；费用由统筹地区经办机构与实体医疗机构结算。

2021 年 1 月 22 日国务院办公厅发布《关于加快中医药特色发展若干政策措施的通知》，提出发展"互联网 + 中医药贸易"，为来中国接受中医药服务的人员提供签证便利。协调制定国际传统医药标准和监管规则，支持国际传统医药科技合作。

2020 年 2 月 8 日，《国家中医药管理局办公室关于加强信息化支撑新型冠状病毒肺炎疫情中医药防控工作的通知》发布，提出加强中医医疗机构互联网诊疗服务，积极推进基层中医药互联网防控工作，广泛开展网上中医药咨询服务，深化"互联网 +"政务服务。

2021 年 6 月 17 日，国家发改委、国家卫健委、国家中医药管理局、国家疾病预防控制局发布《"十四五"优质高效医疗卫生服务体系建设实施方案》，支持开展"互联网 + 医疗健康"服务，提高中医特色医疗资源可及性和整体效率。

2021 年 7 月 16 日，《国家医疗保障局关于优化医保领域便民服务的意见》发布，提出：各统筹地区医保部门要加快完善本地区"互联网 + 医疗服务"医保支付协议管理。

2021 年 8 月 10 日，国家卫健委、国家医保局发布《长期处方管理规范（试行）》，提出：互联网医院提供长期处方服务，应当结合其依托的实体医疗机构具备的条件，符合医疗机构药事管理、互联网诊疗管理相关规定和本规范，加强医疗质量和安全监管。

2021 年 9 月 23 日，国务院办公厅发布《"十四五"全民医疗保障规划》，要求加快医保信息化建设，全面建成全国统一的医疗保障信息平台。持续优化运行维护体系和安全管理体系，完善平台功能，完善"互联网＋医疗健康"医保管理服务。完善"互联网＋医疗健康"医保服务定点协议管理，健全"互联网＋"医疗服务价格和医保支付政策，将医保管理服务延伸到"互联网＋医疗健康"医疗行为，形成比较完善的"互联网＋医疗健康"医保政策体系、服务体系和评价体系。

第二节　元宇宙巨头在医疗产业布局的基础

医疗是朝阳产业，对资本和市场有很强的吸引力。以阿里、百度、腾讯、京东等公司为代表的国内元宇宙"巨头"凭借数字技术能力和商业渠道能力在互联网时代已经开启了对医疗产业的布局。头部元宇宙企业在医疗行业的一系列布局对实现医疗元宇宙具有重大意义。由于各家企业的优势能力不同，导致对医疗产业投入和未来规划也有很大差异。值得一提的是，"巨头"们的规划战略也经常调整，比如百度曾经整体裁撤了医疗事业部，后来转型以 AI 产业化为发展方向。以下是对 4 家元宇宙"巨头"在医疗产业布局的梳理。

阿里的医疗布局

2014 年阿里收购香港上市企业"中信二十一世纪"，同年 10

月更名为阿里健康。以药品信息化和电子监管入局健康产业。2017年，马云在达沃斯论坛强调阿里的双 H（health & happiness）战略，将健康视为阿里未来两大战略的一翼，更是直接显示出阿里在健康赛道上的雄心。经过多年的发展布局，目前阿里健康主要有四大业务群，即药、医、技和投资（表 2-1）。

药：一是最早开始的医药电子监管，覆盖了 85% 的国内生产药企和 95% 的流通疫苗。另外一块是营收占比最高的医药电商业务，有自营和商家入驻两种形式。第三是医药 O2O 业务，属于配送领域。

医：也可以统称为阿里的"互联网医疗"业务，包括支付宝医院，与多家医院达成合作，为患者提供从挂号、问诊至购药的一站式服务。还有健康码、云问诊、消费医疗等业务。这块业务较杂，发展战略上并不统一。

技：代表底层技术创新。2018 年，阿里健康与阿里云共同加强在图像识别、生理信号识别、知识图谱构建等方面能力的建设，夯实了智慧医疗基础。

投资：主要入股体检行业。阿里投资了爱康国宾、美年大健康，完成对它们线下健康机构的并购入股，加强了健康服务的纵深。更重要的是，获取了更多的流量入口和健康数据入口。

表 2-1　阿里智慧医疗的布局

药	2019 财年医药电商营收占阿里健康总营收的 96.4%	药品追溯	覆盖 85% 的国内生产药企
			覆盖 95% 的流通疫苗
		医疗电商	阿里健康大药房（自营）
			天猫医药大平台（商家入驻）
		医药 O2O	药店配送
			24 小时急送药
医	以支付宝为端口进入诊疗服务环节	互联网医疗业务	互联网医院
			地方监管平台
			支付宝"健康"频道
			健康码
			消费医疗
技	与阿里云、阿里达摩院合作开展底层技术创新	智慧医疗技术	CT 影像 AI
			图像识别
			生理信号识别
			知识图谱构建
		其他赋能技术	区域医疗云平台
			刷脸就医
投资	重要流量入口和健康数据获取入口	体检	控股爱康国宾 59.6%
			持股美年大健康 10.82%

百度的医疗布局

百度的医疗产业布局一度失败，医疗事业部被整体裁撤，而且还因"魏则西事件"受到社会大众的强烈指责。目前整个百度公司的战略是"All In AI"，百度凭借技术算法算力等优势，打造"百度大脑"，进而对各个产业赋能，实现"产业智能化"。在健康医疗领域，依托百度大脑的医疗产品已经逐渐成形。

借助 AI 技术，百度打造了 AI 医疗智慧中台，并以此为核心向医疗机构提供五大技术解决方案：临床辅助决策系统（CDSS）、眼底影像分析系统、医疗大数据解决方案、智能诊前助手、慢病管理（表 2-2）。其中 CDSS 是核心产品，曝光度比较多。目前面向基层医生的 CDSS，已经覆盖 27 个科室，涵盖 4000 多种疾病，TOP3 疾病推荐准确率高达 95%。诊断结果由循证算法推算生成，意味着该结果可解释，医生在使用时有据可依。百度在推广 CDSS 时，强调三个方面：

一是知识，医疗行业的知识出版有类似于垄断的特质，而知识是 NLP 的基础。

二是技术，循证医学需要可解释的 AI 算法技术作为支持。

三是融入生态，AI 要做的不是打破、颠覆或者重建医疗原有的生态系统，而是融入这个由医院、医生、政府、出版社、数据运营商等元素组成的医疗生态，广泛地联合合作伙伴。

表 2-2　百度智慧医疗布局

		教科书
临床辅助决策系统（CDSS）	知识	临床指南
		临床病例数据
	技术	自然语音处理
		知识图谱
		循证算法
		高性能计算
		数据加密脱敏处理
	生态	与平谷区卫健委合作 与东欧合作 与人民卫生出版社合作

其中生态部分右列：

生态	与平谷区卫健委合作 与东欧合作 与人民卫生出版社合作	辅助问诊、辅助诊断
		推荐治疗方案、合理用药
		相似病例、知识查询
		智慧医疗、智慧管理、智慧服务
		构建循证医学知识体系

其他技术解决方案	眼底影像分析
	医疗大数据解决方案
	智能诊前助手
	健康管理

腾讯的医疗布局

腾讯的优势在于社交平台微信、QQ 带来的巨大流量入口，但同时腾讯也以 AI、大数据、云计算等技术为支持，围绕医疗服务、医院管理、医疗保险和医药研发流通已构建起巨大的医疗事业版图。

腾讯的布局动作主要有三类：投资、自建与合作（表 2-3）。投资方面，几乎覆盖了医疗服务的每个环节与场景（投资企业达几十家，配图未能完全展示），目的是实现线上与线下、B 端和 C 端行业生态闭环。

自建方面，则是出于腾讯的"产品经理基因"，腾讯的医疗业务可分为以互联网为支撑的 B 端业务，以腾讯医典开展居民健康的 C 端业务。而人工智能则贯穿其中，两端同时发力改良医疗流程。腾讯自有医疗产品包括：微信智慧医院、智能硬件产品糖大夫、保险平台微保、医学科普平台腾讯医典、医疗人工智能平台腾讯觅影。对外合作方面，腾讯与医疗信息化企业、保险企业、医药器械企业和政府在多领域展开合作，包括家庭医疗、疾病管理、医药流通、医药研发、医疗科普、移动医保支付等，通过整合 B 端（医疗机构）、G 端（政府）、C 端（终端用户）资源，腾讯在不断巩固自己的医疗生态布局。

表 2-3　腾讯智慧医疗布局

投资	医疗服务	微医
		好大夫
		丁香园
	医药管理	卓健
	医疗保险	水滴互助
	医药研发	Atomwise

续表

自建	腾讯觅影：医疗 AI	
	腾讯医典：医学科普	
	微医保微信	
	微信电子健康卡	
	电子社保卡	
	微信智慧医院	
	微信云医疗解决方案	
合作	医疗器械企业	西门子医疗
		飞利浦
		九安医疗
	医疗信息化企业	创业软件
		东华软件
		中电数据
	保险企业	泰康
		众安
		易联众
	制药企业	礼来
		罗氏
		加州通

京东的医疗布局

医药电商是京东进入健康领域最早涉足的方面。2013 年，京东开始进行保健品等非药品类的零售。2016 年，京东大药房上线，目前京东大药房的收入已超过四大药品零售连锁上市企业，京东健康零售业务板块成为全国规模超前的医药零售渠道，约占医药零售 15% 以上份额。2017 年京东上线医药 B2B 采购平台"药京采"。

京东把医药电商做大做强后，向健康产业上游延伸，打造"医 + 药"模式是顺理成章的规划。2017 年 12 月，京东互联网医院上线试运营。起初的模式与好大夫、微医等并无区别。后来改变策略，与线下医院深度合作，将医院整体"搬"上线。

2019 年 1 月，京东互联网医院宿迁分院上线，意味着宿迁市第一人民医院整体"搬"上了京东互联网医院，是我国公立医院与平台型互联网医院的首次线上线下一体化合作。其自 2019 年 5 月从京东独立出来后，获得超过 10 亿美元 A 轮融资，是继京东数科和京东物流之后，京东打造的第三只巨型独角兽。

京东健康的未来规划是成为分级诊疗中心，能完成线上问诊、上门检验、在线同步检验报告、开方送药等一系列流程。需要线下面诊时，医生根据用户的实际情况向病人推荐合适的医院或医生，互联网医院同样可为用户提供挂号、报告、配送药品等服务（表 2-4）。

表 2-4　京东智慧医疗布局

药品零售企业	京东大药房（2016 年上线）
	药京采（2017 年上线的 B2B 采购平台）

续表

互联网医院	宿迁	宿迁第一人民医院整体"搬"到线上
		打通宿迁医保
		线上复诊、慢病管理
	西安	医药物流仓储
		智慧医保
		互联网医院
		处方流转平台
		AI 审方、AI 辅助诊断
		全民健康信息平台
	其他地区	北海、福州、合肥、泰州、淄博

众多元宇宙巨头企业在医疗行业的深度布局，对于中国医疗跨入元宇宙时代具有重大意义。

第三节　元宇宙的医院发展基础

医院是整个医疗生态的核心。国内发展医疗元宇宙的一大核心基础就是当下国内互联网医院的蓬勃发展。同时实体医院在 AI 技术等新型医疗技术上的投入逐年增多，这就给打造医疗元宇宙生态体系提供了良好的医院基础，有助于我国医疗行业的顺利转型。

互联网医院逐渐成熟

互联网医院就是在线咨询、智能问药、药品快递到家。互联网医院带有咨询、随访、慢病管理等功能，线上方便病人，简单的问题不需要到医院，在网上就可以解决。互联网医院打破医院"围墙"，融合在线处方、在线复诊、远程会诊等，使得医疗服务数据互联互通、形成线上线下医疗服务闭环成为可能。此外，互联网医院在帮助解决群众就医难、医疗资源分配不均衡等问题上发挥了更重要的作用。如表 2-5 所示，我国互联网医院的发展经历了众多阶段，迎来了关键的时期。

表 2-5　我国互联网医院发展历程

时间	发展历程
2010 年及以前	涌现了第一批互联网医疗的先行者
2014 年	互联网医疗的第一波投资高峰，总融资达 14 亿美元
2015 年	BAT 等巨头纷纷入场布局互联网医疗
2016 年	"健康中国 2030"明确了"互联网＋医疗"的态度 综合性平台开始转型，如互联网医院、商业保险
2018 年	强调实体医疗机构在互联网医院的地位 综合性平台开始入局健康管理
2019 年	《药品管理法》删除了不得通过网络直接销售处方药的内容 行业进入互联网医疗时代，头部玩家加速布局线下医院、互联网医院、药企、保险等资源

续表

时间	发展历程
2020 年	电子处方、诊疗费和医药费医保在线结算政策出台，政策利好促进行业迎来新一轮风口 各大互联网平台访问量及在线问诊量呈几何级增长，同时跨区域线上防护诊治体系快速搭建

在信息技术飞速发展的新时代背景下，"互联网＋医疗"的融合发展已成为新趋势，患者进入互联网医院即可向医生发起在线咨询、视频问诊、网上开药等线上诊疗服务，支持药品配送到家、药房自取、自助机取药等多种购药方式，实现"患者－医生－医院－药房"之间的互联互通。目前，如图 2-1 所示，尚未考虑建设互联网医院的比例约占 11.70%，而接近九成的实体医疗机构、互联网相关企业都在积极布局互联网医院建设发展。其中，已建成互联网医院，并且已正式投入运营的占比约 29.90%。

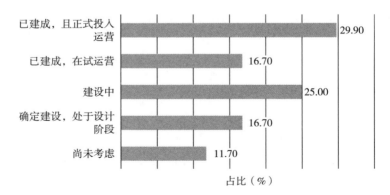

图 2-1　2021 年我国互联网医院建设情况图
资料来源：华经产业研究院。

如图 2-2 所示，2014—2019 年我国已建互联网医院数量逐年上升，并且在 2020 年迎来了超大幅度的增加。2020 年中国互联网医院数量为 1004 家，同比增长 218.73%。

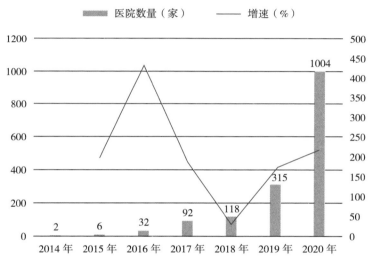

图 2-2　2014—2020 年互联网医院数量与增速图

资料来源：华经产业研究院。

如图 2-3 所示，互联网医院发起方包括公立医院、民营医院、区域卫健委、医保局、互联网企业、药企、保险公司等不同机构。随着 2018 年的管理办法的落地实施，公立医院已成为互联网医院建设最主要的参与者，2020 年占比近七成。随后是企业，占比 22.6%。

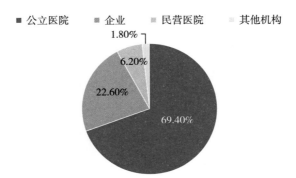

图 2-3　2020 年互联网医院类型分布图
资料来源：华经产业研究院。

如图 2-4 所示，从分等级建设发起方来看，三级及以上医院建设互联网医院占比超过 8 成，主要是因为三级及以上医院基于自身信息化建设完备度、更雄厚的资金技术实力、患者流量等多种因素，建设发展互联网医院，使其成为医院建设发展智慧医院、实现数字化转型的必选项。

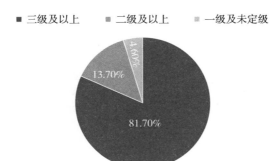

图 2-4　2020 年互联网医院发起方等级分布图
资料来源：华经产业研究院。

如图 2-5 所示，从分医院类别建设发起方来看，综合医院建互联网医院比例为 69.10%，成为互联网医院建设主力军。此外，随着医院专科的信息化发展，单病种收费推进，专科医院、中医医院也在加速布局互联网医院，分别占比 12.80%、11.70%。目前，专科医院建设互联网医院较普遍的是皮肤病专科、精神心理病专科、眼病专科和肿瘤专科等专科类医院。

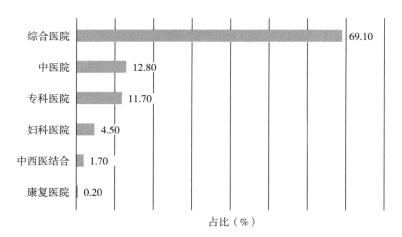

图 2-5 2020 年互联网医院发起方类型占比图
资料来源：华经产业研究院。

从互联网医院的产业生态链来看，涉及的环节包括：建设运营主体；互联网医院需要的医生、药剂师等人才资源；维护互联网医院运行的技术支持，包括各类信息化软件以及必要的硬件设备。互联网医院通过多种在线医疗功能为不同需求人群服务，应用场景不断拓展。此外，互联网医院还涉及医药配送、智能穿戴设备、医疗器械等相关行业。

2020 年，远程医疗优势凸显，受群众欢迎。截至 2020 年 12 月，在线医疗用户规模为 2.15 亿，占网民整体的 21.7%。中国互联网络信息中心发布的第 48 次《中国互联网络发展状况统计报告》显示，截至 2021 年 6 月，中国在线医疗用户规模达 2.39 亿。工信部、国家卫健委公布了"5G+ 医疗健康应用试点项目名单"，5G 赋能下，互联网医疗会实现更多可能。

如表 2-6 所示，截至 2021 年 3 月 31 日，互联网医院患者端累计下载量达 376 万次，用户数达 140 万人，线上诊疗 102 万人次，在线咨询 5.4 万人次，送药到家 32 万次，省外视频问诊患者达 59.10%，夜间问诊量达 40%，节假日视频问诊量达 30%。

表 2-6　互联网医院患者相关数量分析

项目	数据
患者端累计下载量	376 万次
用户数	140 万人
线上诊断人次	102 万人次
在线咨询人数	5.4 万人次
送药到家次数	32 万次
省外视频问诊患者	59.10%
夜间问诊量	40%
节假日视频问诊量	30%

总的来说，近些年互联网医院的发展逐渐成熟，互联网医院的数量增长明显，互联网医院的专业分类也较为全面，应用场景也在不断扩充，覆盖众多医疗领域。当前患者对于互联网医院的接受程度也在不断提升。我国互联网医院的蓬勃发展将是我国医疗行业迈入医疗元宇宙时代至关重要的基础。

实体医院 AI 投入加深

目前，实体医疗机构大力推进 AI 技术应用，其根本目的是提高医院工作效率、提升医疗技术水平、改善患者就医体验。为完成这一目标，AI 技术的应用必须是链条式的而非点状的。只有先拥有了 AI 技术应用的整体规划，系统布局各项功能，才能真正使 AI 技术造福患者。

根据对目前全国的 1546 家三甲医院的系统调研，并依据公开报道，将其划分为"已使用 AI 技术的医院"和"未使用 AI 技术的医院"，最终确认有 669 家三甲医院在不同程度上已经使用了 AI 技术。为科学评估不同 AI 技术使用程度对实体医疗机构可能造成的影响，设计了关于实体医疗机构 AI 技术使用水平的指数评估模型。通过专家打分的形式，根据公开报道确定了各个三甲医院的 AI 技术使用水平，将其划分为"AI 使用程度很高的医院""AI 使用程度较高的医院""AI 使用程度一般的医院""AI 使用程度较低的医院""AI 使用程度非常低的医院""AI 正在建设中的医院" 6 个等级。具体来看，"AI 正在建设中"的三甲医院数量最多，为 172 家；其次是"AI 使用程度较低的医院"，为 171 家；之后是"AI 使用程度一般的医院"，为 127 家；"AI 使用程度非常低的医院"，为 75 家；"AI 使用程度较高的医院"，为 66 家；"AI 使用程度很高的医院"，为 58 家。各类医院占比如图 2-6 所示。

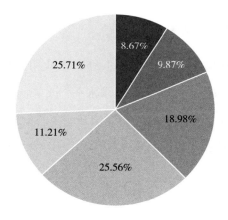

■AI 使用程度很高的医院　■AI 使用程度较高的医院　■AI 使用程度一般的医院
■AI 使用程度较低的医院　■AI 使用程度非常低的医院　■AI 正在建设中的医院

图 2-6　我国医院的 AI 不同使用程度的占比图

资料来源：华经产业研究院。

可以看出，大多数医院的 AI 建设仍处于初级阶段，但大部分医院都开始了 AI 技术投入建设。AI 诊疗技术的应用可能是未来三甲医院的一项重要发展目标，AI 正在建设中的医院应该受到持续关注，以前后对比更好地研究 AI 技术对实体医疗结构的影响。

第四节 元宇宙的医学科技企业基础

医疗行业想要顺利转型进入医疗元宇宙时代，离不开国内众多领域医疗科技企业不断创新研究，给医疗行业提供更多的技术支持与应用场景。本部分总体介绍我国截至 2021 年 3 月末的医疗 IT 系统研发企业、医疗大数据分析企业、医疗机器人服务企业与辅助诊断科技企业四大领域的上市企业，体现出当前国内的医学科技企业的扎实基础。

医疗 IT 系统研发企业

据零壹智库不完全统计，截至 2021 年 3 月末，中国已上市医疗科技企业中从事医疗 IT 系统业务的企业共有 43 家；从区域分布来看，广东注册企业最多，有 8 家，其次是浙江 6 家，北京 5 家；3 个区域合计占比 44.19%。

医疗大数据分析企业

医疗大数据是指在医院运营和医疗活动中，利用各种移动设备、物联网设备、移动应用，对医院运营管理、患者诊疗等数据进行收集、存储、处理、提取和交换的技术，应用数据分析的结果以改善患者治疗、辅助临床诊断、提升管理效率。

医疗机器人服务企业

医疗机器人是指用于医院、诊所的医疗或辅助医疗的智能型服务机器人，能独自编制操作计划，依据实际情况确定动作程序并实施，可分为临床医疗机器人、护理机器人等。

据零壹智库不完全统计，截至 2021 年 3 月末，中国已上市医疗科技企业中从事医疗机器人业务的企业共有 10 家；从区域分布来看，北京和上海注册企业最多，各 2 家，其次是江苏、安徽、黑龙江、广东、湖南、山东各 1 家。

辅助诊断科技企业

辅助诊断是指通过影像学、医学图像处理技术以及其他可能的生理、生化手段，结合计算机的分析计算，辅助发现病灶，以提高诊断的准确率与医生诊断的敏感性和特异性。

据零壹智库不完全统计，截至 2021 年 3 月末，中国已上市医疗科技企业中从事辅助诊断业务的企业共有 16 家；从区域分布来看，广东注册企业最多，有 8 家，其次是北京 3 家，湖南 2 家；3 个区域合计占比 81.25%。

第五节　元宇宙的医疗器械产业基础

医疗器械行业是高技术、多学科、知识密集型产业，综合了各种高新技术成果，将生物医学工程与电子信息技术以及现代医学影像技术相互融合，是一个门槛高、技术程度密集的产业，它代表了一个国家的技术发展水平。医疗元宇宙的实现需要发达的医疗器械产业做支撑。

我国医疗器械产业经过多年的布局发展，以长三角、珠三角以及京津冀环渤海为代表的产业区域已逐步形成，三地在总产值以及销售额上都位居全国前列。除上述三地，成都、重庆以及武汉也纷纷发力生物医学材料领域，成为地区的特色产业。但总体来看，我国在医疗器械方面投入产出不理想，相关成果转化过程时间较长，在关键领域依靠外国进口零部件现象较为突出，创新能力不足。

珠江三角洲产业带

珠三角地区在综合性的高技术水平的医疗器械的研制能力方面位居全国前列，例如医疗监护设备、超声诊断仪器设备、放疗设备等，都直接反映现代医疗器械的新技术风向。医疗器械行业分析指出，深圳是我国最早发展医疗器械产业的城市，其产值曾占全国近 1/5，在我国医疗器械行业独领风骚数十年。最新数据显示，深圳自主研发生产的各类医疗器械产品，目前已覆盖全球 200 多个国家和地区。

为什么医疗器械产业得以在深圳蓬勃发展呢？其中重要的原因之一在于深圳在电子、通信、机电等领域具有全国最为完善的产业链，而高科技医疗设备只不过是这一优势的集中体现而已，再加之深圳的对外贸易成果出色，更加催生出了更为优秀的医疗器械研发能力，形成正向的循环，使得医疗器械产品在深圳大放异彩。

京津环渤海湾产业带

以北京为中心的环渤海湾地区医疗器械发展也不容小觑，比如山东威高集团、山东新华医疗。而京津环渤海湾产业带的一批中小企业也在迅速崛起，成立不过几年，但产值已经接近甚至超过亿元。京津环渤海湾产业带由于政策的倾斜以及自身的人才储备，在数字化医疗设备这一领域具有得天独厚的条件，在成果的转化上还需要一定时间的积累，但目前所表现出来的势头强劲，具有非常巨大的潜力。

长三角产业带

长三角地区民营经济较为活跃，发展较为迅速，具有十分明显的地域特色，其代表性的产品是一次性医疗器械，其在国内市场的占有率达 50% 以上。各个城市的优势产业聚集效应明显，例如浙江桐庐在内窥镜产业极具竞争力，苏州的眼科设备在市场的占有率很高，此外还有无锡的超声波设备、宁波的核磁共振设备等。其中具有代表性的就是浙江桐庐的内窥镜生产基地，其拥有将近 400 家的医疗器械厂商，其生产的配套手术

器械占国内市场份额三成以上。目前，我国医疗器械行业主
要龙头企业基本集中在上市公司，在新三板上市 169 家公司
经营范围中包含医疗器械业务，其中体外诊断领域公司数量
最多，共有 56 家。在上交所、深交所以及港交所上市的医疗
器械公司共有 44 家，其中 A 股上市企业 36 家，港股上市公司
8 家。

　　医疗器械的发展很大程度上代表了一个地区的医疗健康行
业的水平，目前我国人口增速放缓，老龄化问题逐渐加剧，更
进一步刺激了对医疗健康行业的需求。目前，我国医疗器械市
场高端产品占比较低，而国际医疗器械市场中的平均水平为：
高端产品所占份额一般为 55%，中低端产品为 45%（图 2-7）。

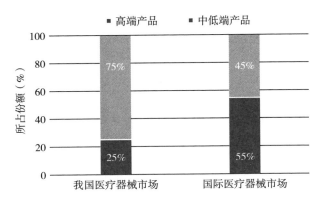

图 2-7　国内国际医疗器械市场产品占比图

资料来源：生物医药 2019—2020 年医疗器械行业深度报告。

第六节　元宇宙的智能手术实践基础

手术实践水平是衡量医学发展水平的一大关键因素，迈入医疗元宇宙必须具备先进的智能手术技术与实践的支撑。本部分介绍了目前我国已实施完成的典型智能手术案例，体现出我国的智能手术实践基础，并列举了国外的较为典型的智能手术实践，作为我国智能手术发展的参考。

我国的智能手术实践基础

2016 年 5 月，中国腹腔镜外科首席专家郑民华教授为右半结肠癌患者成功实施肿瘤切除手术，并通过 VR 对手术过程进行了直播。这是国内首例利用 VR 直播的手术，并且通过全景360VR 以及整合 3D 腹腔镜视频信号进行直播，这在全世界的范围内尚属首次。

2018 年 12 月，解放军总医院第一医学中心肝胆外二科主任刘荣利用 5G 网络，通过远程的方式操控机器人，为远在 50 千米外的实验室中的实验猪进行肝小叶切除，术后并无明显的失血现象，这是世界上首次利用 5G 进行远距离外科手术实验，这为低延迟的 5G 远程手术从试验迈向临床打下了坚实的基础。

2019 年 12 月，在安徽医科大学第一附属医院的手术室里，一场特殊的"骨科手术"正在有条不紊地进行。利用 5G 技术，身在北京的知名专家田伟点击鼠标，在电脑上做出术前规划，远在 1000 多千米外的"天玑"骨科手术机器人就能执行命令，展开机械臂，帮助医生完成骨科手术的精准操作。这也是安徽省首例利用 5G 与机器人联动进行远程手术。

2021 年 2 月，青岛大学附属医院利用 5G 与国产"妙手"机器人进行联动，为远在 250 千米外的山东省临沂市的患者进行肾上腺肿瘤手术，这是青大附院团队继世界首例 5G 远程机器人辅助泌尿外科手术后，又一重大突破。

2022 年 2 月，南华附二医院血管外科首次通过 5G 远程会诊，为患者成功实施胸主动脉瘤覆膜支架隔绝术。由于患者血管瘤个体较大，且处于肱动脉位置，手术位置血管连接大脑，手术风险较大。为提高手术的安全性，该院血管外科首次采用 5G 远程会诊系统，邀请上海长海医院血管外科专家进行实时会诊。

我国利用 5G 技术、机器人技术、传感器技术、VR 技术等现已完成多例手术尝试。在未来相关操作与手术实践将更为普遍，应用也将更为成熟，这给我国医疗行业迈入医疗元宇宙时代提供了宝贵的智能手术实践经验。

国外的智能手术实践基础

2017 年洛杉矶儿童医院与英国的人工智能公司 AiSolve，一家基于好莱坞的视觉特效公司 Bioflight VR，以及 Oculus 共同展开合作，打造了紧急儿科创伤情况的 VR 培训系统。AiSolve 的一个程序团队假设了一个医疗环境，并利用 AI 创建了虚拟世界，学生可以根据虚拟病人、虚拟医务人员和不同手术来做出决策，执行手术或重新评估他们的决策。所有这些情景都是从医院医生提供的真实案例研究中开发的，在虚拟现实中提供了多种选择和对话，各种在儿科紧急情况下可能发生的事件。

2018 年，微软的 HoloLens 增强现实（AR）头戴式装置也在诸多行业施展着它的拳脚。从"情感识别"到"虚拟火星旅行"，又有外科医生借助 HoloLens 研究了患者肢体的透视结构，然后为其实施了血管重连手术。

2019 年，意大利一家医院为一名 5 岁幼儿患者进行支气管软化症和支气管壁严重萎缩手术，该医院首次采用 3D 打印支气管植入手术并获成功。专家表示，为患者实施 3D 打印支气管植入手术，在意大利和欧洲尚属首次。

2019 年，美国斯坦福大学露西·帕卡德儿童医院的神经外科医生实施了一次有重大历史意义的手术。在美国其他几家著名医院都无法确定并拒绝手术的情况下，他们首次为一位两岁的儿童阿里成功地实施了脑部肿瘤切除手术。这是一次经过鼻腔的微创手术，手术持续了 18 个小时，阿里没有经历开颅的风险。斯坦福大学的医生能够有足够的信心来尝试这个冒险的手术，是因为他们使用了以色列"精准 VR 手术剧场"系统。

国外的智能手术实践开展较早，手术案例与应用领域也更为全面，目前也在积极尝试智能技术在手术实践上的更多应用，这对于人类的整体医学进步具有重大意义，也是我国医疗行业迈入医疗元宇宙时代的重要参考。

第七节　本章小结

医疗行业与元宇宙的结合不可能一蹴而就，只有在相关政策与产业的支撑下才能孕育出医疗元宇宙。随着 2015 年前后国家推出了一系列"互联网 +"相关政策，各种资本与相关的最新技术应用到各种行业，医疗行业也不例外。互联网以及电商巨头相继布局医疗行业，极大地提升了医疗产业的数字化能力。在产业方面，各种新型的数字化智能医疗器械相继应用在医疗行业，由此形成了医疗元宇宙产业链基础，政策与相关产业的布局，为催生出医疗元宇宙的诞生打下了基础。

第三章

医疗元宇宙技术的联动应用

凯文·凯利在《必然》一书的序言中写道，"日新月异的高科技板块下是缓慢的流层；数字世界的根基被锚定在物理规律和比特、信息与网络的特行之中。这些（科技的）力量并非命运，而是轨迹。它提供的并不是我们将去往何方的预测。它们只是告诉我们，在不远的将来，我们会向哪些方向前行，必然前行"。

正如医疗行业一贯的严谨和传统风格，互联网医疗发展缓慢。2015 年，在政策的推动下，涉及在线医疗、移动医疗、远程医疗、医疗健康服务、医疗数据共享和医疗大数据平台的"互联网＋医疗"逐渐形成。虽然各大购药 App、小程序实现了送药上门，但政策中倡导的就诊形式、信息平台等未能完全成为现实。2020 年，互联网线上医疗为新冠疫情期间普通患者的就诊提供了路径。2021 年 6 月，我国在线医疗用户规模达到 2.39 亿，占网民整体的 23.7%。与此同时，人工智能技术以势不可当的态势融入医疗的方方面面，出现了"AI 医疗""智能医疗""智慧医疗""数字化医疗"等名词，人工智能手术机器人、康复机器人等产品随之而来。

到了 2021 年，元宇宙在区块链、交互技术、电子游戏、人工智能、网络及运算、物联网六大技术的基础上重构着数字化虚拟空间的未来想象。当人们的生活融入元宇宙，医疗行业的元宇宙化也将"虽迟但到"。从微观视角，它将改变患者的就医方式和就医质量，颠覆医生的传统工作形态，重塑医患之间的关系。中观视角下，医院的功能地位由集中化向节点化发展，医疗行业的信息承载方式、诊疗方式、医药生产与外售方式改变，医疗能力达到了前所未有的高度。而这一切建构起的医疗元宇宙最终改变的是行业生态，改善的是整个人类的健康水平和生活品质。

正如互联网经济是架构在 IT 相关技术基础之上的，元宇宙的崛起离不开庞大技术体系的支撑。根据业界对元宇宙技术体系的各种分析和论述，目前对元宇宙技术体系概括较为全面的是支撑元宇宙的六大技术支柱，这六大技术支柱的英文组合成一个比较有意思的缩写 BIGANT，被趣称为"大蚂蚁"。

B-block，即区块链技术，主要包括 NFT、DeFi、公链速率、智能合约、DAO 社交体系、去中心化交易所、分布式存储等区块链技术，这些技术是支撑元宇宙经济体系最重要的技术；I-interactive，即互动技术，为元宇宙用户提供沉浸式虚拟现实体验阶梯，不断深化感知交互；G-game，即游戏技术，为元宇宙展现各种数字场景提供至关重要的技术支撑；A-artificial intelligence，人工智能技术为元宇宙大量的应用场景提供技术支撑；N-network，即网络运算技术，为元宇宙提供高速低延时、规模化接入传输通道更实时、流畅的体验；T-things internet，即物联网技术，为元宇宙万物链接及虚拟共生提供可靠保障。

第一，区块链技术（Blockchain）。NFT、DeFi、公链速率、智能合约、DAO 社交体系、去中心化交易所、分布式存储等区块链技术是支撑元宇宙经济体系最重要的技术。哈希算法及时间戳技术可为元宇宙用户提供底层数据的可追溯性和保密性。数据传播及验证机制可为元宇宙经济体系各种数据传输及验证提供网络支撑。区块链通过形成共识机制解决信用问题，利用去中心化的模式实现网络各节点的自证明。如支付宝、数字货币等，可保障元宇宙用户的交易是人人平等且公平透明的。分布式存储如书生星际、炒米科技、四块科技、东方智谷、华数（深圳）控股集团、星际无限、麦客存储、众亿国链、超算大陆，可保障元宇宙用户虚拟资产、虚拟身份的安全。智能合约如以太坊、复杂美科技、互融时代软件、成都链安、众享比特、PeerSafe、玳鸽区块链，可实现元宇宙中的价值交换，并保障系统规则的透明执行。分布式账本如 CoTeX、半为、亚马逊、PwC、IGN、iEec、广和通、移远通信，可保障元宇宙用户可以参与监督交易合法性，同时也可以共同为其作证。

第二，交互技术（Interactivity）。交互技术持续迭代升级，为元宇宙用户提供沉浸式虚拟现实体验阶梯，不断深化感知交互。VR 虚拟现实技术如 Oculus、HTCVive、Pico、微软、索尼、NOLO、华为、小米，VR 等显示技术为元宇宙用户带来更沉浸式的体验。AR 增强现实技术如微软、视辰信息、启进数字天下、梦想人科技、我的天科技、幻眼科技、幻实科技、小签科技、蚂蚁持工，AR 头显就是以现实世界的你为主体，借助数字技术帮元宇宙用户更好地探索现实和虚拟世界。NR 混合现实技术如 Magic Leap、水晶光电、歌尔声学，MR 头显将虚拟物体置于真实世界中，让元宇宙用户可以将现实与虚拟物体进行互动。全息影像技术如偏泽光术、银虎智能、小马天、成都炫影全息，不用戴设备，元宇宙用户可将现实和虚拟进行互动。脑机交互技术如 NeuroPace、MindMaze、Kernel，可为元宇宙用户提供非常快速、便捷的交流方式。传感技术（体感、环境等）如 PrimeSense、Kirect、华捷艾米，可为元宇宙用户提供更加真实有效的各种体感。

第三，电子游戏技术（Game）。游戏是元宇宙的呈现方式，它交互灵活、信息主导，为元宇宙提供创作平台、交互内省和社交场景并实现流量凝合。游戏引擎如 Unty、Fortnite、Epic、Valve、乾坤代码，可为元宇宙各种场景数字内容提供最重要的技术支撑。3D 建模如 Autodesk Maya、3dsMax、ZBrush，可为元宇宙高速、高质量构建各种素材提供技术支撑。实时渲染如 ARC、瑞云渲染，可为元宇宙的运用展现各种数字场景，提供至关重要的技术支撑。

第四，人工智能技术（Artificial intelligence），为元宇宙大量的应用场景提供技术支撑。智能语音如科大讯飞、百度、小米等公司，可为元宇宙用户之间、用户与系统之间的语言识别和交流提供技术支持。自然语言处理如微软、搜狗、科大讯飞、腾讯、华为等公司，可保障元宇宙主体与客体之间以及主客体与系统之间进行最准确的理解和交流。机器学习如 JPT3、StyleOAN、ACE 框架，可为元宇宙当中所有系统和角色达到或超过人类学习水平提供技术支撑，极大地影响元宇宙的运行效率和智慧化程度。计算机视觉如商汤、云从、依图、旷世，其现实世界图像的数字化关键技术为元宇宙提供虚实结合的观感。

第五，网络及运算技术（Network）。纵观发展史，通信网络（传输速率）的提升一直是主旋律。通信网络和云游戏的成熟夯实了元宇宙网络层值的基础。边缘计算如阿里、华为、腾讯，可解决成本和网络堵塞的问题，为元宇宙用户提供低延时、更流畅的体验。云计算如微软、亚马逊公司的技术和阿里云，可为元宇宙用户提供功能更强大、更轻量化的终端设备。5G/6G 网络如华为、爱立信、诺基亚、中兴通讯、烽火通信，可为元宇宙提供高速低延时，规模化接入传输通道更实时、流畅的体验。

第六，物联网技术（Internet of Things），为元宇宙万物链接及虚拟共生提供可靠保障。感知层如各类传感器，如温湿度、气体等，相关厂商如：歌尔声学、森霸传感、耐威科技、汉威科技，可为元宇宙感知物理世界万物的信号和信息来源提供技术支撑。网络层如中国移动、中国电信、中国联通，可为元宇宙感知物理世界万物的信号传输提供技术支撑。应用层如以下操作系统：谷歌、苹果、微软、华为，可将元宇宙万物链接更有序管理是元宇宙万物的虚实共生的最重要支撑。

以这六大技术作为基础，以医疗为核心，以不同的技术为工具进行组合，为传统的医疗行业赋能，通过"技术组合＋医疗"的方式对医疗行业进行升级，会极大地解决医疗行业所面临的困境，同时不断应用元宇宙底层技术，也会催生出医疗元宇宙的雏形。

第一节 区块链＋云计算／人工智能：医疗信息系统的"破"与"立"

每位有过就诊经历的人应该都有这样的感受：不论大病小病，到医院的第一件事是拿出身份证，建立患者病历。不论是在纸笔时代一字一句手写而成的病历表，还是互联网时代的患者身份信息自动录入系统，不变的是医院对患者病历的严防死守。不仅医院和医院之间的信息不共享，就连患者本人想要调取自己的全部就诊记录，也是无从下手，困难重重。不仅如此，一位患者家属面对媒体采访，曾道出跨院必须重新进行医学影像检查的辛酸："我母亲曾因颅内出血在当地一家三级医院治疗，在医院做了脑部 CT、核磁等一系列检查，由于病情较为复杂，当地医院医生建议我们前往省会三甲医院做进一步诊断和治疗。拿着当地医院检查报告就被省会三甲医院告知，他们无法接收和认可市三级医院做出的检查结果，需要重新进行检查化验。"

所谓"不破不立"，在互联网时代，医疗信息系统（Hospital Information System，HIS）是管理患者信息的重要系统。在这种医疗信息管理模式中，患者处于较为被动的地位。这表现在患者对自身的病历信息无法掌控，也体现在对就诊医生的职业背景与诊疗病例知之甚少，更体现在跨医院之间的患者信息不互通。据中国公共卫生 2018 年发布的《影像学重复医疗检查现状及对策分析》显示，影像学重复医疗检查发生率为 41.82%。在信息技术如此发达的 2022 年，技术已经完全能够支撑起患者病历信息的完整保存和医院之间的病历共享，但各医院仍在沿用传统的 HIS 信息管理模式。究其原因，有以下两点：一是医疗行业的特殊性决定了必须对患者隐私进行保护。在涉及衣、食、住、行的各大媒介平台上，用户的身份信息、媒介使用行为数据很容易被平台方获取。而在医疗领域，一旦患者病历变成了网络资源，很难想象当一个人小到感冒、补牙，大到手术的全部就诊记录被公之于众，将是多么的尴尬。再者，医院之间的竞争关系也体现在各自为政的信息系统上，为何共享？谁来共享？都是实现信息互通绕不开的问题。

2022 年 2 月 14 日，国家卫健委、国家医保局等四部门联合发布《关于印发医疗机构检查检验结果互认管理办法》，避免重复检测带来的医疗资源浪费，节约病人的医疗费用支出，提高诊疗效率。在政策推动下，医院之间的检查结果互认情况将得到推动。那么，在保障患者隐私安全的情况下，完整记录患者病历，并实现全国乃至全球的医院信息共享又将由谁来推动呢？什么样的医疗模式才会促进医院之间走出封闭、迈向联合呢？元宇宙时代的到来或许为医疗行业的信息改革提供了新的发展方向。

区块链和云计算技术对于医生、患者、医药三方面的信息与存储来说提供了一种更易于保存和查看的方式。区块链不可篡改的特性和共享特征对医疗行业信息的储存方式和查看权限产生较大影响。在不可篡改的基础上，不管是医生的职业信息与诊疗病例，还是患者的电子病历，区块链提供了稳定、长久、安全的信息贮存方式，保护了医生和患者隐私。而区块链的可共享性则使得医院信息壁垒被打破，医院和医院之间的信息区隔被打通，医生和患者之间信息不对等的情况得到改善。在此基础上，区块链信息共享让患者元宇宙看病历程变得畅通无阻。云计算的在线软件服务，能够解决医院信息系统和技术标准良莠不齐的问题。通过租借硬件服务对服务器进行管理维护，减少维护成本，改善医疗卫生信息建设不普及的现状。借助分析计算服务，对相关数据库的数据进行精细加工和深度利用，提高医疗服务质量，为诊断病情提供科学依据；使用数据存储服务，提供信息整合平台，共享和交流信息，改变"三大孤岛"的局面。

在元宇宙的技术基础上，医院信息管理在区块链和云计算的辅助下有了颠覆式的发展。应用于医生职业信息、患者病历信息、药品溯源信息三大领域，打破"医、患、药"之间的信息区隔。

可公开的医生职业名片

数字身份是区块链创业最活跃的应用领域之一。2018 年举行的达沃斯世界经济论坛上，微软宣布注资 100 万美元给区块链数字身份项目 ID2020 联盟，和联合国、超级账本等合作方一起，为所有人提供合法身份证明。同时，加拿大、英国、爱沙尼亚、新西兰、印度等各国政府都有相关举措，谋求用区块链技术为本国居民建立合法数字身份，以降低在身份管理、保护、验证过程中的成本，提升政务系统的效率。数据安全、不可篡改、去中心化，区块链的这几大特性，恰好命中了身份数据泄露、身份冒用、验证困难等行业痛点，如果将它们比作是坑，区块链则刚好是大小合适的那个萝卜。

当前流通最广泛的个人身份证明，只有政府部门认证的居民身份证，但个人身份是由公民身份、家庭身份、社会身份多个维度组成的，我们每天都要在多个身份角色之间切换，不同场景下需要用到不同的身份。DBI（Decentralized Business

Identification）选择从商业场景切入，做针对企业员工的商业身份认证。通过提供 Saas 身份管理工具，让企业自主认证本公司员工，最终体现在加 V 真实标志的电子名片，或者印制防伪二维码的纸质名片上，实现商业身份的认证和防伪。

区块链医生职业信息与病历记录帮助患者主动了解与选择接诊医师。在当前的医疗场景当中，医生的简介通常会被张贴在医院的接诊室门口，其中医生的年龄、职业头衔、专攻领域等信息，透过字里行间向前来诊治的患者透露着其权威性和专业性，而对于医生在学科领域丰富的研究成果，经典接诊案例，其他患者治愈情况等却无从知晓，更不要说该医生是否存在误诊的失败案例。当信息没有完全公开的时候，猜测就产生了。

医务人员的身份和证书的可靠性，是确保患者安全和高质量护理的首要因素。在医疗元宇宙中，医务人员的诊治科室、专长、诊断案例都将纳入医生区块链档案中，为患者选择医生提供数据依据。目前，对医务人员的身份和资质验证费时费力，难以实现，而利用区块链技术搭建医生身份信息平台，可以实现患者、医院及监管部门对医务人员信息的实时确认。如果患者在就诊前能够清晰地了解到医生每天的接诊人数，累计接诊人数，那么他将会对医生产生更加深厚的信任，医生作为"人"的形象更加立体，而医生长时间接诊后产生略显疲惫的神态也会与患者产生强烈共情，医患关系更为对等。对医生来说，医院的管理模式和晋升机制牢牢制约着他们的工作方式，建立开放可查询的职业信息档案不仅是获得患者信任的良好渠道，而且基于这种公开可查看的医生职业信息档案而开展的绩效考核将更加具有公平性，激励医生主动发挥职能，打造良好的职业形象。

可共享的患者电子病历

麻省理工学院研究生研究人员阿里尔·埃克布劳（Ariel Ekblaw）、阿萨夫·阿扎里亚（Asaf Azaria）和提亚戈·维伊拉（Thiago Vieira）以及资深研究人员安德鲁·里普曼（Andrew Lippman）正在开发加密货币支持的技术来解决这些问题。他们正在开发一个名为 MedRec 的系统，用于管理使用以太坊区块链的医疗记录。该团队认为，多年的监管遏制了医疗数据管理领域的技术发展，同时一系列不兼容的后端系统和零散的数据痕迹限制了患者参与病史的能力。创新的关键在于如何从细节方面切入，通过个性化的服务和医疗数据，科学地推动患者参与其医疗保健。因此，团队采用新颖的区块链智能合约为跨医疗机构的医疗保健数据创建分散的内容管理系统，以满足患者、治疗社区和医学研究人员的需求。

患者可以选择多个记录进行复查和分享，或者添加自己的记录来报告症状和其他健康状况。MedRec 系统可以为用户提供一个新颖的、分散的记录管理系统，使用区块链来保存管理电子病历。所有储存在这个系统的日志具有全面且不可更改的特点：①用户能够通过系统轻易访问自己的信息；②利用独特的区块链属性，以及内含的认证系统、保密系统和问责系统，能够在处理敏感信息时为用户提供强大的保密技术；③模块化的系统设计使其可以很好地与本地数据库相集成，从而实现互操作性，整个系统运行将更为合理与便利。

区块链电子信息发挥多种功用。不论是传统医疗还是互联网医疗，患者病历的采集和存储由各个医院各自掌握。而医院之间的储存方式不同，病历系统不同，医院与医院之间的就诊记录无法共享。在纸的时代，手写病历因时间久远容易丢失损坏。网络时代虽然可以实现云端记录患者病历，但是依然会因为储存空间的限制，无法保存患者十年甚至几十年的所有历史就诊信息。加上病历信息主要由医院收集存放，患者本人很难获得完整的个人就诊历史记录。一方面，这给患者跨医院就诊带来麻烦。另一方面，历史就诊记录无法成为患者继续就诊的依据和参考，更不可能根据患者以往病史精准治疗甚至提前预防。当前医疗机构中使用的电子病历系统存在诸如扩展性不足、维护工作困难、数据共享性不足等诸多弊端，这些问题都是亟待解决的顽疾。

患者创建元宇宙区块链病历，打破医院对患者信息的垄断，同时解决了患者在不同医院之间信息不同步的问题。区块链病历不仅可以根据患者的个人体检数据同步更新，更记录下患者在元宇宙中各阶段完整的问诊、就诊记录，供所有医院和患者使用，这对精准治疗和大数据疾病预防具有宝贵价值。同时，区块链中的加密算法能够有效保护患者隐私，即使泄露，不良人员或黑客获得的是加密后的匿名信息，不会对患者造成隐私上的威胁。云计算有着数据共享性高、可扩展性优异的特点，通过对患者的病例进行"云存储化"，可以解决电子病历在安全及扩展方面出现的诸多问题。基于云存储的 EMR 系统服务体系架构，如云计算技术，为电子病历系统提供了一个经济、安全、灵活高效的信息共享平台。

物联网技术更新了现有的医疗信息与记录的方式，通过互联整合形成了完善的综合体医疗网络。医生可以通过获取系统的授权，查阅患者过往的病例，同时基层医院在系统层面与中心医院实现无缝对接，这样基层的医院可以实时获取专家建议，有利于患者就诊。但是，患者的区块链电子病历的成本由谁来承担，这依然是医疗元宇宙的实践阶段需要解决的问题。

可回溯的药品防伪证明

一支小小的疫苗，从生产到使用要经历多个环节，包括招标采购、验收检查、集中储运、冷链管理和现场接种等，任何一个环节出现纰漏，都会导致疫苗质量难以保证。目前疫苗等冷藏药品在生产、运输和仓储环节中经常发生"断链"现象，对疫苗的质量安全构成了严重影响，特别是在运输环境中，冷链监控的盲区对疫苗质量带来了严重的不可控因素。因此，健全疫苗冷链运输监控系统对保障疫苗在流通过程中质量问题显得尤为重要。区块链药品防伪溯源系统，最大的作用就是把数据搬到链上，使数据可溯源，防篡改，补齐现有数据断点。

精确回溯与召回：在区块链药品防伪溯源系统中，如果药品在运输过程中发生中断或失踪，存储在分布式账本上的数据可以为各方提供快速追踪渠道，确定药品最后活动位置。区块链药品防伪溯源系统中会详细记录药品信息，可以具体到某一批次。当药品出现问题时，可以实现精确召回。

明确问责：如果协调好区块链各个节点和覆盖信息范围，将审批疫苗生产的部门、生产疫苗的企业、销售疫苗的经销商、采购疫苗的疾控中心、使用疫苗医院的医生全部纳入区块链药品防伪溯源系统，监管者就可以根据供应链上相关的信息追溯发生问题的环节，对于问题追责。

区块链是按照时间顺序，将数据区块以顺序相连的方式组合成的链式数据结构，并以密码学方式保证的不可篡改和不可伪造的分布式账本。如今，区块链已经开始应用在身份认证、支付方式、信息预订等领域：深圳市福利彩票将区块链与实名认证相结合，保证彩民与福彩中心"点对点"链接，形成了区块链买彩票模式；蚂蚁金服和茅台进行合作，对每一瓶茅台酒配备区块链电子"身份证",消费者在区块链服务系统就能查看正品防伪溯源信息,这就使得回收旧酒瓶二次灌装、仿冒防伪信息等制假售假行为无处遁形,形成区块链验茅台真伪模式。基于不可篡改特性,区块链演化出兑换航空积分里程、区块链记录基因检测数据等应用场景。

区块链药品回溯与防伪能打通医疗行业上下游全链条。区块链药品数据是即时更新、广泛共享的,患者、药店、药企、医生、监管部门等多方都能实时观察数据流动,包括药品制造信息和分销信息,从而协助监管部门对药品进行管理,规训医药行业,阻止假药进入市场。利用此技术可以使药价虚高的问题得到缓解,同时利用云计算技术减少了有关机构在研发设备上的投入,同时也有利于改变传统的药企购买软硬件的模式,形成了一种新型的商业模式。

区块链在医疗方面的应用是前景广阔的,随着区块链技术的日渐成熟,其他医疗细分领域也可能会在未来几年迎来更多发展。目前,对于区块链使用的监管政策尚不完善,区块链技术尚未普及,区块链信息管理与支付的实现仍需要时间。

第二节 5G+XR+3D:无限延展的沉浸式医疗元宇宙问诊

当你坐在家中,借助 VR 眼镜、智能手环、传感器等元宇宙交互设备，选择来到海边、森林、咖啡馆、书店等任意一个你喜欢的虚拟环境。AI 虚拟数字助手早已为你预约好了元宇宙医生，约定时间一到，医生如期来到这个虚拟空间，一个 3D 立体的清晰医生形象全息呈现在眼前。与此同时，你的体征指标、电子病历、历史就诊记录，以及近期的元宇宙体检数据已经全部传输到了医生的工作平台，结合这些信息，医生询问你哪里不舒服，有哪些症状，并提出进一步做一个医学检查的方案，元宇宙就诊就这样开始了。

异地、远程、在线问诊，元宇宙就医和互联网问诊看似有着共同的特征，实际上，二者有着本质上的差别。尽管互联网医疗推行多年，却迟迟没有得到大范围应用。这是由于互联网的交互方式停留在文字、语音、视频的 2D 模式中，医生和患者的接入端口无非是手机和电脑，仅仅通过声音画面的语言表述是无法满足医生问诊需要的，医生不仅需要"听"心脏，"看"患者病痛处，更需要一系列医学检查作为确诊依据。而元宇宙的虚拟现实（VR）、增强现实（AR）、混合现实（XR）交互技术使不同物理空间中的人物能够呈现在 3D 立体的空间中，不仅如此，用户还能听到虚拟环境中的声音，手、脚等身体部位可以感受到虚拟环境反馈给他的作用力，真正实现"远在天边，近在眼前"。

交互技术的持续迭代升级，为医疗元宇宙用户的沉浸式虚拟现实诊疗提供 VR\AR\MR\XR 显示设备，这是患者进入元宇宙医疗场景的第一步。医生和患者借助显示设备实现元宇宙中虚拟分身面对面诊疗，可以提高医生诊疗效率。交互技术实现人机交互、虚拟现实、虚实共生。虚拟现实技术、增强现实技术、混合现实技术、全息影像技术、脑机交互技术、传感技术等的融合交织为元宇宙虚实交互提供了稳固的技术底座，也为医疗行业带来了由现实向虚拟演化的契机。

游戏技术既包括游戏引擎相关的 3D 建模和实时渲染，也包括与数字孪生相关的 3D 引擎和仿真技术。在医疗元宇宙当中，游戏技术构建立体的"元宇宙医院"，实现患者和医生的 3D 形象呈现。医生与患者的面对面交流在元宇宙中得以实现，因为患者的体征数据早已由传感器悄然完成。医学教育中包含的大量人体观察、现场教学等也能够在元宇宙教学场景中更为清晰地呈现。而在健康养护、康复场景下，元宇宙也带来前所未有的新功能、新体验。电子游戏技术与交互技术的协同发展，是实现医疗元宇宙医生和患者规模爆发性增长的两大前提，前者满足的是内容极度丰富的要求，后者实现的是沉浸感。因此沉浸式医疗元宇宙应具备交互性、游戏性以及开放性的性质。

交互性：元宇宙医院诊疗虚拟空间

在治疗方面，AR 和 VR 技术在医疗治疗领域突破技术的限制，延伸了医生和患者的视觉空间，在外科、心理科、眼科已经形成了系列应用。

外科手术方案的选取往往需要结合患者的 2D 形态医学影响检验结果，更需要医生深厚的临床经验，经过反复的研究，最终确定最佳手术方案。VR 和 AR 技术可以有效提高医生操作技巧，提高诊疗效率。例如，国外某公司开发的交互式 3D 平台可以将 2D 图像转换成能够用手写笔操作的 3D 图像，帮助医生从各个角度了解患者身体内部器官的情况。医生可以对图像进行缩放操作并反复观看，甚至能够 3D 打印出图片中的某一个部分，进一步放大研究病变部位，提高判断的准确性，提升外科手术的成功率。AR 技术则拓宽了医生的视觉边界。例如，用于脊柱外科的 AR 头戴式显示器可以在手术过程中为外科医生提供 X 射线视觉，让外科医生透过皮肤和组织看到患者体内解剖结构，并实时确定手术工具的位置，使医生更轻松、迅速和安全地进行手术。

对于患者来说，在手术中借助 VR 眼镜带来的虚拟视觉效果，能够转移患者的注意力，让患者沉浸在计算机生成的三维场景中，起到减轻疼痛的功效。不仅如此，虚拟的视觉空间有利于患者放松心情，平复情绪，在一定程度上为患者带来生理上的指标变化，由此减少临床治理对于镇静剂的依赖。例如医生为一名脂肪瘤患者制订了手术治疗方案，若患者处于清醒状态，由于血压偏高，手术需要强效的止痛药和镇静剂，但医生给患者戴上 VR 眼镜，让其沉浸在虚拟世界中，患者的血压会逐渐下降，在整个手术过程中，医生未使用镇静剂。研究显示，使用 VR 仿真软件降低患者疼痛感的有效率可达 50%，同时也能降低大脑疼痛相关区域的活动。

虚拟现实技术已较多应用于治疗各种心理障碍疾病，如退伍老兵创伤后遗症、残障人士幻肢痛、儿童多动症、自闭症和认知功能障碍等，此外对于改善恐高症、幽闭恐惧症、飞机恐惧症也有效果。心理学家通过 VR 技术实现传统的"暴露疗法"，进行恐惧与焦虑等心理疾病的治疗。患者佩戴的检测脑电波与心跳的设备实时采集患者体征数据。医生可以通过实时查看患者的脑电、心电数据，调整患者所在的虚拟场景，最终达到治疗的效果。

游戏性：3D 场景消弭就医紧张感

VR 康复训练适用于运动障碍人群，通过在 3D 虚拟环境中做自由交互以达到自理生活、自由运动、解除心理障碍的训练。传统的康复训练不仅耗时、费力、烦琐，而且训练强度和效果无法及时评估，容易错失训练机会。康复训练结合 3D 虚拟仿真技术可以更好地解决这个问题。通过康复训练系统数据采集装置将患者的动作传输到计算机中，获得视觉、听觉或触觉等各种感官反馈，最终还原患者的动作以及部分或全部身体功能。这种方式节省了人力物力成本，并且逐步提高患者的康复热情，使患者更加乐于接受康复训练，配合医生的康复计划，主动地接受治疗。例如，VR 肢体运动训练、VR 认知功能训练、VR 防治老年痴呆。

开放性：5G 连通全球医患

第五代移动通信技术（5th Generation Mobile Communication Technology，简称 5G）是具有高速率、低时延和大连接特点的新一代宽带移动通信技术，是实现人机物互联的网络基础设施。比如"5G+ 医疗"，对于重症患者，家属可以通过医院设立的 5G 远程服务，"探望"亲人及朋友。医疗元宇宙是大规模的参与式媒介，交互用户数量将达到亿级。目前大型在线软件均使用客户端软件，以软件运营商服务器和用户计算机为处理终端运行。该模式下，对计算机终端的性能要求形成了用户使用门槛，进而限制了用户触达；同时，终端服务器承载能力有限，难以支撑大规模用户同时在线。而 5G 和云计算等底层技术的进步和普及，是未来突破虚拟医疗场景可进入性限制的关键。

第三节　AI+ 大数据：人机协同的智能诊治

1972 年，为了解决腹部剧痛的辅助诊断及手术问诊需求，世界上最早的医疗 AI 系统："AAPHelp"在英国利兹大学问世。4 年之后，斯坦福的 Bruce G.Buchanan 教授及获得斯坦福医学和计算机科学双博士学位的 Edward Shortliffe 合作开发了针对细菌感染的诊断系统"MYCIN"。自此以后，这种将"专家智慧"与"机器智能"结合的思路，在五十年的岁月长河中历久不衰。AI治病，医生救人，人机协同，各取所长，是元宇宙时代医疗的根本。

在今天，人工智能医疗已经取得了一系列政策支持，在我国逐步投入应用，出现了手术机器人、康复机器人、导诊机器人、运输机器人、陪护机器人、外骨骼机器人等多种产品。

医生为病人诊断时，参考诊疗机器人的建议进行确诊；进行复杂手术时，手术机器人在一旁精准定位，辅助医生操作。在康复治疗中，残疾患者在康复机器人的帮助下不仅能够站立起来，还能锻炼四肢，恢复行动。而在家庭场景中，虚拟数字人医生担当家庭私人医生的角色，平时照顾着一家人的饮食营养与健康，还能随时解答医学问题，根据用户体征诊断感冒、发炎等常见病症。病情较为复杂时，虚拟数字人医生为用户预约元宇宙真人医生进一步诊治。

可以说，智能机器人将成为医生的好帮手，患者的守护者。"人工智能＋医疗"将促使治疗能力得到极大提升。

医生的好助手：医疗智能机器人

作为智能服务机器人的一种，医疗机器人能够辅助医生治疗、拓展医生能力、加速患者康复，并具备低误差、高安全、强适应及良好交互的特点，能给医生和患者带来福音，同时也能推动现代医疗的升级发展。当前，作为全新智能医疗设备，机器人已经融入医疗康复、手术、后勤服务等多个领域，催生出包括手术机器人、康复机器人、导诊机器人、运输机器人、陪护机器人、外骨骼机器人等多种产品。

1. 诊疗机器人

深度神经网络最大的特点是，能够通过数据来自发挖掘事物之间的内在联系，从而省去人工建模的过程。在医疗领域，影响病人疾病诊断和治疗决策的因素通常有很多种，而非单一因素，深度神经网络能够从大量的信息中学习并筛选有用的特征，从而实现精准诊疗。从较低层面看，AI 能够快速分析和处理大量医疗数据，为医生重复性工作减负，提高医生工作效率；从较高层面说，AI 能够利用在大数据分析上的优势，整合多维医疗数据，深度挖掘医生发现不了的诊疗信息，为病患提供新的诊疗手段。智慧诊疗场景是人工智能在医疗领域中最重要、最核心的应用场景。我国研制基于人工智能的专家系统始于 20 世纪 70 年代末，发展迅速。

诊疗机器人为医生提供临床决策支持，能够提高准确性，减少医疗事故发生的概率。该系统能有助于提高诊疗质量，减少医疗事故率，最大限度避免临床失误的发生。在大数据技术的加持下，该系统变得更加智能，能有效帮助医生进行诊疗并辅助提供相关诊疗方案。

提供定制的治疗方案，带来精准的治疗效果。医院通过对大型数据集（例如基因组数据）的分析，为患者提供个性化的治疗方案。个性化治疗方案可以改善医疗保健效果，例如在患者出现疾病的症状前，医院可提供早期的检测和诊断。在很多情况下，不同医生用同样的诊疗方法对同一位患者进行治疗，但是疗效却不一样，部分原因是患者的遗传变异所导致的。通过应用大数据技术，医生可针对不同的患者采取不同的诊疗方案，或者根据患者的实际情况及时调整药物剂量，减少药物的副作用。

2. 手术机器人

致力于精准智能骨科医学发展的天智航公司推出"天玑Ⅱ骨科手术机器人"，不仅能够提出个性化的手术方案设计，供骨科医生做参考，更能在手术中精准定位，在多种复杂手术中发挥机械臂功能，有效降低手术对医生经验和技巧的依赖。除此之外，天智航还将推出全髋关节置换机器人、全膝关节置换机器人。多家国内企业也在加速布局骨科手术机器人领域。例如，深圳市鑫君特智能医疗器械有限公司、微创医疗机器、杭州键嘉机器人、元化智能科技、和华瑞博等企业也在进行关节置换机器人的布局。

但是，目前的 AI 医疗机器人面临着成本高、市场难以打开的局面。以"天玑Ⅱ骨科手术机器人"为例，问世以来，这款手术机器人的售价从未低于 300 万元 / 台。

从全球范围来看，由 Mazor Robotics 公司研发的 Mazor X 脊柱手术机器人自 2016 年上市至 2019 年第三季度仅在全球范围内累计销售了 248 台。面对巨大的研发成本，无法打开市场的 AI 手术机器人企业面临亏损的局面。这不仅是因为手术机器人高昂的费用，也是因为 AI 医疗尚未成为共识。因此，技术成本的降低才是未来 AI 手术机器人普遍使用的前提，手术机器人的市场普及还有很长的路要走。

3. 康复机器人

在 2022 年北京冬残奥会上，运动员们在高山滑雪、残奥冰球、轮椅冰壶等项目中展现着身残志坚的精神力量。而在现实生活中，还有无数的残疾人在康复中心艰难地练习着站立和行走。传统的康复治疗仅依靠器械和动作，人工智能技术下的康复机器人的出现使因伤、因病致残的患者群体有了新的希望。

发达国家的广阔市场前景催生了众多康复机器人厂商，它们投入了巨额的研发及推广资金，大大提高了康复机器人的技术体验和在治疗师及民众间的知晓度，进一步促进了康复机器人的普及。中国康复机器人行业发展迅速，目前中国康复市场（含民政系统、残联系统、康复产品专卖店）总的市场容量为 4000 亿元。

用户的守护者：虚拟数字人医生

美国科技研究者玛蒂娜·罗斯布拉特（Martine Rothblatt）

在她的著作《虚拟人：人类新物种》（*Uirlually Human*）一书中指出，虚拟人，即思维克隆人，是一个智能的、有情感的软件大脑，通过学习人的基本行为方式，获得像人类一样的人格、回忆、信念、态度和价值观，由此扩展了每一个普通人类关于"我"的定义。

虚拟数字人最早作为医学用语，源于 1989 年美国国立医学图书馆发起的"可视人计划"。2001 年，中国提出"数字化虚拟人体"的医学概念，指的是通过数字技术来采集人体数据，再将数据输入电脑，形成一个完整立体的人体结构三维模型，以此实现人体结构的可视化。之后，这个术语被引入军事领域，即建立在身体数据基础上的模型用于军事演练来试验核武器、生化武器等，预测真实人可能遭遇的各类情况。而在网络范畴的虚拟数字人，主要通过动作捕捉、三维建模等技术来还原真实人类，在各个平台展现。虚拟数字人有"数字人""虚拟数字人""数字虚拟人""网络人""赛博人""思维克隆人"等提法。本文通过梳理分析，认为"虚拟数字人"的界定较为合理，从传播学视域来看，"虚拟数字人"是存在于数字世界的"人"，用各种数字化技术，通过硬软件来打造一个虚拟样态的人，是科技与文化相融合的产物。"虚拟数字人"更侧重于虚拟样态的呈现，在人类个性化设计中，与真实人之间形成一种富有人格化、情感性的人机交互模式。值得注意的是，从狭义上讲，主要指通过集合多种数据，形成的具有立体化、场景性的"虚拟数字人"，从广义上还包含通过面部数据采集，模拟真人形成的具有二次元、媒介性的"**虚拟形象**"。

虚拟数字人社会角色可分为三类：基于技术要素的功能性角色、基于情感要素的陪伴性角色，以及基于价值要素的社会性角色。功能性角色是虚拟数字人基于本身的技术性在人类社会提供助手服务，如虚拟客服、虚拟导游、智能助手；陪伴性角色是虚拟数字人具有情感需求及能力后，对人类提供陪伴服务，如虚拟宠物、虚拟男友、虚拟伴侣等；社会性角色是虚拟数字人基于自我实现需求及社会参与机制来对社会结构产生效能，如虚拟教师、虚拟心理医生、智能理财顾问、虚拟偶像等。总之，虚拟数字人基于内部需求与外部功能而产生不同形象、个性与角色，赋能医疗领域，为用户提供定制化服务，对社会产生变革性影响。

在医疗元宇宙场景下，数字就医是多数患者的就诊方式。结合上一章节内容，患者通过 AI 助手导诊，元宇宙连线医生在线诊断或者连线 AI 虚拟医生实现完全的自助诊断。因此在患者家中必须具备元宇宙连线的硬件设施与网络配备。为实时监测患者体征数据，患者家中必须配备体检所需的穿戴式传感器设备，并且将监测数据传输到网络终端，以区块链电子病历的方式供医生查看。元宇宙就诊需要高清的呈现装置，患者家中首先要配备元宇宙场景下的 VR/AR 设备。最后是稳定且快速的网络端口。5G 能够实现近乎实时的信号传输，但在患者就医过程中要保障信号的稳定。这些机器人变成有一定意识情感的虚拟医生，通关 AI 的机器学习、神经网络等技术，不仅能完成以前机器人的工作，还能在情感上给患者一定的精神治疗。

第四节　物联网 + 智能终端：万物互联的治疗新模式

物联网技术承担了物理世界数字化的前端采集与处理职能，为元宇宙万物链接及虚实共生提供可靠的技术保障，元宇宙实现虚实共生才成为可能。在医疗元宇宙领域体现为送医上门和送药上门，最终实现医疗元宇宙的诊疗全程在线。借助精密的传感器设备，全面获取患者的身体指标数据，为医生诊断提供辅助。患者根据医生处方，结合互联网时代的外卖服务，医疗元宇宙时代将出现送药上门和送医上门的大范围应用，由元宇宙医院配合医药终端，实现一站式家庭问诊、就诊、用药场景，一些简单的伤口包扎处理、皮肤注射类治疗手段可以通过医护机器人上门协助完成，实现送医上门。

药到病除：精准送药到家门

送药上门在互联网医疗阶段早已不是新鲜事，出现了网上药店、医药类 App，用户自行下单即可实现居家购药。根据 2019 年修订后发布并实施的《中华人民共和国药品管理法》，除国家实行特殊管理的药品不得在网络上销售之外，部分解禁了处方药的网络销售途径。患者提供医院开具的真实有效的处方单，并经过药师认证即可网购处方药，实现处方药外购。然而，当前的互联网购药并非完美。中国社科院人口与劳动经济研究所健康经济研究室主任陈秋霖认为，在处方药外购环节中，处方的真实性和可靠性难以保障。网购处方药，仅凭一纸处方为证还不够，更应打通处方的开具、审核、验证，以及处方药的存储、运输、售后等各个环节。

在互联网医疗目前无法实现的全链条线上诊疗，在元宇宙阶段将会成为可能。用药是元宇宙就医的最后一环，在元宇宙的虚拟空间中完成就医之后，医生开具的电子处方会直接连接到物联网，完成从药到人，从虚拟到现实的治疗环节，免去了患者自行购药的麻烦。由于元宇宙医生的进入门槛已经得到了规范，在用药环节就避免了乱开药的情况。同时，医生通过元宇宙复诊及时了解患者病情，指导患者用药量，避免了互联网购药药量可能不规范的弊端。

智能终端配送将融入未来的医药到家场景，解决元宇宙就医的最后一环：把医药送到患者的家中。外卖小哥送餐送药已实现，而在未来，无人配送将具有更广阔的前景。目前，美团基于智能调度系统、无人机、自动驾驶等技术构建的物流路网，多种人机协同的末端配送模式，无人机、无人车智能配送终端等，实现了不同场景下的即时配送需求。随着近年来人工智能等技术的不断进步，城市低空飞行开始从民用拍摄转向大规模的工业用途。城市的低空物流网络也将成为未来十年、二十年科技创新重要的机遇，"无人车、无人机＋送药上门"打通了元宇宙诊疗的最后一环。

远程医疗：医生治疗的空间延伸

远程医疗监护主要是指医疗机构利用物联网技术，构建以患者为中心，基于危急重病患者的远程会诊和持续监护的服务体系。远程医疗旨在减少患者来往医院的过程，随着信息技术的不断革新，已经能够做到在一定区域内患者与传感器进行高效的通信，远程医疗的一大优势就是能够及时提供患者的医疗信息，使医生第一时间掌握患者相关情况。

5G+传感器设备已经实现了远程手术操作的技术配备。元宇宙时代，人工智能技术的进一步发展将带来可移动的便捷手术设施。通过操控机械臂，简单的手术可以在医院外的场景中得以实现。例如，当患者突然受伤时，手术机器人能迅速赶到，实施创伤清理消毒、伤口缝合手术，有效避免患者因移动而产生的进一步感染风险，减轻患者痛苦。

第五节　本章小结

医疗元宇宙是构建在"BIGANT"底层技术基础上的行业

应用，正是由于这些全新的技术的应用，可以解决医疗行业存在的痛点。通过区块链与人工智能、云计算的应用，可以解决医疗行业中存在的医生职业信息不明、电子病历跨院分享困难、药品追溯困难等问题。同时，利用 5G 与拓展现实技术以及数字虚拟人、智能机器人，极大地提高了医生的诊疗效率，减轻了患者接受治疗时的心理负担与痛苦，提高了患者的康复速度。利用物联网与智能终端的组合可以延伸医生的就诊空间，同时确保药品从虚拟到现实更加安全。

第四章

医疗元宇宙的患者主体性

以前，患者来到医院需要先办理一系列复杂的手续，如果是初来乍到，摸不清医院状况，可能会先去医院专门设立的导诊服务台进行咨询，之后再去挂号窗口挂号。病患者携带挂号单据，通过询问或指示找到就诊科室候诊。如有需要进入相关医技科室进行检查或治疗，医生会在诊室开具相关医疗检查方案。患者在科室跟医生反映最近的病情情况，医生了解病情后做出相应的治疗措施。医生诊断完成，通过门诊医生工作站，给病人开具治疗医嘱，发送到收费处，并且打印处方单或者检查、检验单据交给患者。患者携带处方单和检验单去挂号收费窗口交纳相关治疗和医药费用。

元宇宙就诊不需要患者亲身到达医院场景，不存在拥挤的队伍、慌乱的病人家属和弥漫着消毒水味的医院走廊。就诊前，患者在家中通过设备接入虚拟人医生助手，通过智能语音交互的方式陈述病情，凭借患者的体征数据和病情描述，虚拟人医生助手就能给出诊断结果与用药建议。如果虚拟人医生无法诊断病情，将会在几秒内精准匹配对应的科室，帮患者匹配到最适合的医生，实现线上分诊、挂号、诊治一步到位。

患者诊后也能感受科技的便利。在医疗元宇宙的信息系统接收医生开具的电子处方后，你可以自由选择药店取药或配送服务，到药店扫码取药，或在家里等药"上门"。回到家，家庭虚拟人医生程序也能贴心地为你提供诊后健康管理的实用科普小知识。

对比传统医疗与元宇宙医疗的就诊场景，对于患者来说，医疗元宇宙的就诊场景跨越了时空距离，患者在诊断前、诊断中、诊断后都有较大的选择空间。通过一系列操作进行诊断前的准备工作，诊疗工作能够更加快速、准确、有序地进行，对患者来说，更加个性化、人性化的就诊体验显现出其主体性。

第一节 诊前：虚拟助手导诊精准匹配医患

当患者感到身体不适，网络搜索病症得到的病症信息往往不具有针对性，甚至出现患者"搜索头疼却诊断为癌症"的情况。在医疗元宇宙阶段，患者感到身体不适，只需要呼叫家庭虚拟人医生助手，再用家庭传感器设备同步身体体征数据。虚拟人医生以熟悉而亲切的声音询问患者出现哪些不适症状，虚拟人医生内部连接的是医学病症数据库，外部和各大医疗机构有着畅通的网络链接。患者不仅对自己的病情有了初步的了解，还能在预约医生元宇宙就诊之时，提前查询医生详细的职业信息，自主选择预约医生就诊。这一切发生的场地不再是充满消毒水的医院，患者在家中，窝在沙发上，以舒适的姿势就能完成。

数字虚拟人助手是患者在元宇宙就诊的入口，它使医院导诊、分诊与患者的需求紧密结合起来。通过医疗元宇宙平台，患者注册个人账号、设置密码、添加个人信息、病史信息等操作与目前的互联网医院注册流程基本相似。不同的是，患者可以通过系统查询医务人员的职业资格等公开信息，并能主动预约，跨地区选择医生。

患者主动预约，跨区域选择医生

患者在医疗元宇宙系统注册后，可以签订用户隐私协议。然后进行语音、面部及体征扫描备案，制作医疗元宇宙虚拟人。相关的病患信息纳入医疗元宇宙信息库，并智能推送给相应的医生。此时，医生和患者形成了一种双向选择关系。患者可以主动选择合适的医生，医生看完病历后具有选择诊治或转推到其他医生的权利并说明理由，因为医生每日会有一个门诊量下线来约束，这就有效地避免了医生因为转诊而懈怠的情况。同样，医生也有主动选择患者的权利，比如有些虚拟社区医院的全科医生可能因为知名度等原因会有门庭冷落的情况。

虽然存在医疗机构分级，但它们并不像现实世界中具有地域特点。医疗元宇宙很可能出现虚拟医疗机构和实体医疗机构孪生并生的景象。比如，来自海南的患者可以在任何一个虚拟社区医疗机构就诊。当然还有一种是通过实体医疗机构孪生出来的虚拟机构。即使是这样的虚拟机构，也能通过传感设备达到相应的诊疗效果。

患者通过智能设备筛查，初步判断疾病类型。智能推荐系统会通过疾病类型按病情由轻到重、由缓到急的顺序，来推荐由初级到高级的医疗机构，这样可以避免医疗资源的低效占用。智能推荐医院、科室和医生后，患者选择相应的医疗机构，确定就诊科室，确定就诊医生。然后，预约时间由双方确定，形成挂号协议，协议存入医院挂号系统。

患者通过智能导诊系统，输入相应的病症，系统智能推送可供检验的医院和科室。系统根据身份信息判断是初诊还是复诊，初诊就需要进入上面的预约挂号流程进行诊断后方可由医生开具检查申请单。如果是复诊，可直接申请初次主治医生来判断还需要做那些检查，并出具虚拟检查申请单。形成清单后，患者在确定医院、医生和就诊时间等信息无误后，进行线上支付。如果支付成功信息推送给患者，表示预约医检已完成。

预约手术与前面的步骤与医检类似。到了系统判断初诊还是复诊环节，初诊就按预约挂号流程完成，医生随后开具手术申请单。复诊直接申请初次主治医生来开具手术申请单。患者在确定手术时间、医院、医生等信息无误后，进行线上支付。订单形成后，患者需按照虚拟手术单要求进行术前准备，比如需要禁食、排便、备皮等。此外，元宇宙手术大多都是远程操作，所以相应的家庭智能传感设备，如手术耗材、护理机器人等都应提前准备好。

数字虚拟人医生导诊，实现分诊导流

从互联网医疗发展方向来看，分级诊疗是大势所趋。建立并落实分级诊疗制度能够有效引导优质医疗资源下沉，使患者能够就近获取便捷安全的首诊、治疗和分诊服务，在保障医疗安全的前提下，节约医疗成本，实现医疗资源合理配置，缓解"大医院门庭若市，小医院门可罗雀"的医疗资源不足与医疗资源浪费共存的尴尬局面。在数字虚拟人医生的辅助下，"小病靠数字虚拟人医生、大病找专家医生、康复慢病回家庭"的元宇宙就医格局形成，真正帮助民众缓解"看病难、看病贵"的就医痛点。

数字虚拟人医生根据患者描述症状来选择相应级别的医院、科室、医生。导诊大概分两个维度：易病人群分为老、幼、病、残、孕，对应给不同的专科医生；另一个常见维度是从疾病的严重程度来划分。根据目前的就医经验，通常把患者分为慢性病和轻度、中度、重度、急救四个部分来实现就医分诊。

轻度和慢性病通常在家庭虚拟人医生环节即可完成诊断。

例如患者感冒发热、腹泻这类常见症状，通常由小诊所或社区医院处理，一些患者还会结合自己的经验自行购买非处方药。在医疗元宇宙阶段，这类疾病通过虚拟人医生问询可完成诊断。虚拟人医生根据患者的体温、咽喉红肿程度等体征数据，结合病症即可做出判断，并给出常见病的用药清单，有效规避一些小诊所操作不规范、诊所医生资质良莠不齐的问题。而对于失眠、耳鸣、鼻炎等慢性病，家庭虚拟医生更多的是帮助患者调整日常生活方式和饮食习惯，在疾病严重时适时给出用药的建议。

而对于较为复杂的疾病，例如骨折、心血管疾病等，必须根据患者的影像检查进行判断，这时家庭虚拟人医生会帮助患者预约附近的影像检查机构，借助专业的仪器设备进行必要的影像检查，再上传患者病历，供患者进一步就医使用。面向重病患者，数字虚拟医生会预约级别较高，经验丰富的专家医师，必要时还会向患者提出住院的建议。

急救的情况则较为特殊，分为疾病突发和意外受伤，往往需要和时间赛跑。借助更加普及的远程设备，例如将远程呼吸、远程心肺复苏等设备投放在地铁站、购物中心等人流量较大的场所，能为更多突发病患者争取更多等待救助的时间。而遇到烫伤、异物卡喉、体外伤害等，数字虚拟人医生会在 VR/AR 场景中演示紧急处理救助动作，指导患者旁边的亲属帮助紧急处理，及时挽救患者的性命。

第二节　诊中：个性化的患者诊疗空间

在就诊开始之前，患者选择设置问诊的场景，可以是与自己家中场景一模一样的数字孪生空间，邀请医生到"家中做客"；也可以是在海边、博物馆等自然或人文景观中，和医生一起在美景中完成问诊；当然，游戏技术充分满足了患者的想象力，患者甚至可以选择在外太空，在虚拟的游戏世界里接受医生的诊治。在预约好的时间内，患者戴上元宇宙的传感器和虚拟现实设备，等待医生的接诊。对于患者来说，这是一场精心安排的就医之旅。

经过虚拟人医生的初步问询，系统为患者进一步预约连接真实的医生做更加具体的诊断。医疗元宇宙诊疗从根本上打破了线上与线下的隔膜，实现了虚拟和现实的融合，医生和患者之间沉浸式地实时"面对面"交流。由于元宇宙医疗问诊发生在虚拟的空间中，场景的主导权在患者手中。患者能够选择就诊的场景，实现个性化的诊疗。

3D 场景提供可选择的诊断空间

医疗元宇宙的就诊空间是基于游戏技术搭建的 3D 场景，结合 XR 技术实现身临其境的体验感，患者除了在其中进行游戏、学习、工作等，还可以自主选择就诊空间场景。虚拟空间问诊的场景不拘泥于医院，而是根据患者需要进行个性化设定。对于活泼好动的儿童，把就诊场景设置为水族馆、动物园、公园，医生化身为孩子的"好朋友"，在 3D 模拟的动物园的猴山旁，医生通过远程设备为孩子检查咽部是否红肿，在游玩的空间中，儿童更加放松，更能配合医生的检查。对于独居的老人，在虚拟出的家庭场景就医，并由子女陪伴在身边，熟悉的场景会给其带来巨大的心理安慰。

沉浸式交互减轻患者治疗痛苦

场景的选择不仅在元宇宙就医空间，更应用在实际诊治的现实空间，体感设备同样可以在患者就诊时发挥功效。例如，在牙科医院，需要补牙的患者把诊断场景设定为自己喜爱的明星演唱会现场，在观看演出的同时接受牙医的治疗，在手术过程中，患者沉浸在在自己设定好的虚拟场景中，逐渐忘记了手术室紧张的氛围。在现实治疗过程中接入交互设备，起到分散患者注意力、缓解疼痛的效果，并且丝毫不会干扰医生的操作。

第三节　诊后：智能医护陪伴患者痊愈

回到家中，家庭数字虚拟人医生在餐后准时提醒患者吃药，还会密切关注患者的回复情况。长期卧床的患者会产生抑郁沮丧等消极心理，在为患者设计的游戏场景中，智能的数字虚拟人助手进行心理疏导，缓解患者心理压力；如果患者迟迟无法退烧，家庭虚拟人医生则会及时提醒患者进一步就诊，接受打针治疗；对于手术后出院疗养的患者，不仅有家庭数字虚拟人医生随时提醒患者注意休息、适当运动，为患者搭配日常饮食食谱，还有来自医院的远程监护设施及时向医生反馈患者的痊愈状况。

从 2017 年开始，全国医疗卫生机构床位增长幅度放缓，到 2020 年年末，全国医疗卫生机构共 910.1 万张床位，这意味着能够在医院接受住院治疗或临时卧躺休息的床位数量趋于饱和，如图 4-1 所示。其中：医院 713.1 万张（占 78.4%），基层医疗卫生机构 164.9 万张（占 18.1%），专业公共卫生机构 29.6 万张（占 3.3%）。每千人的医疗卫生机构床位数由 2019 年 6.30 张增加到 2020 年 6.46 张。

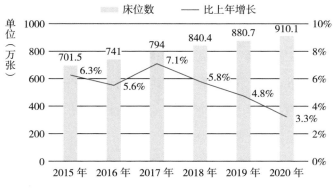

图 4-1　全国医疗卫生机构床位数及增长

数据来源：中国政府网。

住院治疗给医疗机构带来空间压力，而患者诊后的居家疗养不仅能够减缓医疗机构床位紧张的问题，还能为患者提供良好的居家休养环境。

医生定期回访及时治疗调整方案

在线下实体医疗环境下，患者复诊需要重新挂号排队，常常因错过主治医生门诊排班，由其他不了解其病情的医师重新治疗，耗时耗力。一些患者在用药后症状减轻而选择不再复诊，错过了治疗痊愈的最佳时机，引发一些后遗症等问题。而就医生而言，每天接诊大量患者，仅凭人工力量难以完全筛选出需要回访诊断的患者名单，在预约患者回访环节中耗费大量人力资源。因此，目前的诊后回访依靠患者主动到医院实现。

元宇宙医院场景下医生和患者的链接更为实时便捷，患者的复诊环节通过元宇宙医院场景更容易实现。在 AI 助手的安排下，医生在每天接诊新患者的同时留出复诊时间，通过预约患者实现"主动复诊"，在元宇宙医院中观察病人的康复情况，并做出进一步用药增减量指导。医生回访使患者诊疗形成闭环，患者康复数据对医生的诊疗水平评分产生影响，能够有效督促医生重视患者康复情况。

人工智能远程监护保障患者安全

历经互联网等技术的高速发展，"远程"这一概念已渗透进人们生活的方方面面，从远程办公到远程教育，再到远程医疗，不受时间和空间限制的服务方式，逐渐成为现代社会高效运转的关键。元宇宙医院诊后远程监护主要针对瘫痪患者与老年患者。病人出院后的几天是最需要进行各项体征参数主动监测的关键阶段之一。因为发生意外不仅会使病人重新身处危险的境地，而且也会造成经济损失。目前的后续程序依赖于病人提供的私人电话或者依靠病人在出现问题时向别人求助。而元宇宙模式下的医疗级柔性可穿戴设备将有助于提高出院后续服务质量，提供连续的远程监控，医生可以实时地掌握病人的情况，灵活调整病人二次复查的时间，以降低病人的护理费用。

远程移动心电监护系统由心电监护手机终端、医院监护中心服务器和网络通信支持三部分组成。通过导联兼容的数字式全信息记录发射器，可以连续采集患者各种生活状态下的心电信息，监测心脏生理变化。利用移动 GPRS 信息发射技术，发送监测数据，自动分析诊断预警，接收医生下达的诊断医嘱；利用现代网络技术将长时间监测获得的心电信息传输到监护中心，通过动态心电分析软件，检查分析患者多种症状，给出诊断报告。

面向手术及住院患者，人工智能技术的发展**为患者**提供虚拟人陪护助手和医护机器人，缓解目前医院医护人员压力，使对患者的个性化服务成为可能。虚拟人陪护助手通过**智能语**音系统为患者提供 24 小时的康复问答、情感陪伴，结合**传感器**设备，虚拟人陪护助手兼具体温检测、提醒吃药、预警、呼叫医生功能。医护机器人对患者进行日常的身体检查，注射药物等较为简单的医疗操作，节省医院人力，相对于护士来说，医护机器人不知疲倦，没有人类的情感缺陷，在提高救治效率的同时，有效减少医患纠纷。

机器人家庭助手有效缓解了人工陪护的压力，减轻了患者的经济负担。术后康复治疗患者可以在家庭场景中实现每日的康复训练，降低住院成本。家庭医护助手对患者用药进行定时提醒，防止患者出现漏吃、错吃问题。在心理疏导方面，家庭医护提供 7×24 小时不间断的咨询服务，疏导患者因病产生的焦虑、抑郁、沮丧等负面情绪。

第四节　元宇宙患者的主体性

患者主体地位上升

在传统医疗模式中，由于患者医学知识匮乏，在就诊过程中，处于听从医生诊治安排的较为被动的地位，医生具有权威指导地位。医生与患者的关系较为松散，患者的诊后恢复情况与评价并不直接对医生的评级产生影响。

在医疗元宇宙模式下，患者不再受到区域的限制，患者对医生的选择范围更广。在诊后环节，患者的区块链电子病历记录着患者从诊治到痊愈的全部身体指标数据，成为医生医术的直接体现。患者的体验评价也可以方便地呈现在医生的元宇宙名片中，成为其他患者就诊选择的参考，对医生声誉直接产生影响，医患关系联系更为紧密。不论是全程在线就诊还是实体诊治，患者诊后数据将直观反映在电子病历中，这使得元宇宙医疗中的患者诊、治数据形成完整链条，成为患者病史中的一部分，为进一步的元宇宙诊疗提供依据。根据患者的痊愈状况，主治医生的职业评分将受到影响，患者数据反馈成为对元宇宙医生重要的客观评价指标。此外，根据区块链支付系统，就诊人报告中可自动生成诊疗费用记录，便于患者的医保或保险报销，自动化的诊疗报告节省了医院人力成本，提高了数据正确率，为患者带来更为直观的评估标准。

在此基础上，医患关系向社交化发展。社交化突出人与人之间的关系，基于医生和患者之间的就诊情况，双方可以在元宇宙中实现关注、好友、点赞、评论等互动行为，进一步约束医患双方，建立社交关系。知名医生更有可能在元宇宙时代受到广大患者的争相预约就诊。

患者诊疗需求上移

社会学经典理论马斯洛需求层次理论将人与生俱来的需求总结为生理需求、安全需求、社交需求、尊重需求、自我价值实现需求这层层递进的五大阶段。生理需求如水、空气、睡眠、呼吸等，是人赖以生存的基础构成部分；在此基础上衍生出人对环境稳定安全的需求，以免活在恐惧的阴影中。从患者的主体角度出发，马斯洛五大需求依次对应为：疾病诊疗需求、康复治疗需求、特殊医疗需求、保健需求、健康养生需求（图4-2）。

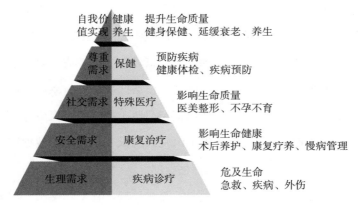

图 4-2 从"马斯洛需求层次理论"看"患者诊疗需求分级"

在医疗元宇宙中，首要需求是对疾病诊疗的需求，包括危及生命的疾病、外伤、内伤。救死扶伤，治病救人，始终是医疗诊治过程中的第一要义。在生命安全得到保障的基础上，人们产生了对康复治疗的需求，包括术后养护、健康疗养、慢性病管理等。这些虽然不影响生命安全，但是却十分影响生命质量的治疗。在前两项的基础上，人们产生对特殊医疗的需求，包括医美整形、不孕不育的治疗等方面。第二层级的医疗需求则是"防患于未然"，元宇宙的智能体感设备与大数据相结合，使得人们的日常健康体检变得更加方便和精准，对于预测疾病的出现有较高的准确度。满足患者早发现，早治疗的需要，对于一些重大疾病，尤其是癌症之类的重大疾病，一经出现就能通过体检查出来，为患者争取宝贵的治疗机会。而对于一些常见疾病，比如龋齿的产生，元宇宙的牙齿诊疗也能够在牙菌斑刚刚形成之时就及时提醒患者采取措施，避免牙龋齿的继续发生。最高一级的需求是人对健康养生的需求，除了健康地生活，人们还想活出精气神，因此产生了对健身、延缓衰老的需求。从远古时期开始，人们就有了对长生不老的向往，在元宇宙医疗条件下，人的寿命也将随着医疗水平的提高而延长。

本文认为，医疗元宇宙阶段，除了人们的健康意识普遍提高之外，发生根本变化的是医疗元宇宙的一系列智能医护应用，数字虚拟人家庭医生为每个普通人提供专业的医疗养护，从饮食、睡眠到健身、疾病预防，人们的健康水平将有质的飞跃。因此，未来人们对第一层级的需求将会扩张。在满足了疾病诊疗、康复、保健的基础上，对于身体的保养、生命质量的提升、寿命的延长需要将会成为医疗元宇宙阶段人们的主要需求。

患者"健康鸿沟"出现

数字鸿沟理论认为，社会经济地位较高的人会比社会经济地位较低的人更具有获取新知的优势。进入信息社会，媒介向数字化发展，这种由媒体带来的知识鸿沟演变为数字鸿沟。

2020 年 11 月 24 日，国务院办公厅印发《关于切实解决老年人运用智能技术困难实施方案的通知》，要求各部门聚焦涉及老年人的高频事项和服务场景，坚持传统服务方式与智能化服务创新并行，切实解决老年人在运用智能技术方面遇到的突出困难。各地推出政策对老年群体特殊化照顾，帮助老年人健康出行。不仅仅是老年人，随着元宇宙的到来，更多的智能媒介设备进入人们的日常生活，而因经济困难或认知匮乏而导致的无法融入元宇宙的群体将继续存在，数字鸿沟持续拉大。

在医疗元宇宙领域，本书其他章节提到的新应用同样会在不同的社会群体之间带来数字鸿沟。接入医疗元宇宙所需要的 VR/AR 设备有品质优劣之分，传感器设施更是因参数的不同，在获取人体数据的速度和准确性方面显现差异，而虚拟数字人家庭医生、手术机器人、康复机器人等智能应用更是需要付出较高的成本。在人与人之间、家庭与家庭之间，由于获取医疗元宇宙硬件设施的能力有差异，一些家庭在享受元宇宙带来的健康服务方面处于较低的水平，一些群体可能会面临无法接入元宇宙进行诊疗的情况。在上文中我们已经讨论过，医疗元宇宙的诊疗需求上移将带来人类整体健康水平的跃升，人类的生命健康质量将会普遍提高。由此可见，如何促进医疗公平，是时代的课题。在未来，无法接触医疗元宇宙的弱势群体仍将是政策关注和公益慈善帮助的对象。

第五节　本章小结

　　在元宇宙的场景下患者的主体性将得到很大程度的提升，传统的医疗条件下患者的角色往往是被动接受，所能获得的选择权很小，但在医疗元宇宙中诊疗的全过程患者都拥有自主选择权，从最初的医生选择到受诊地点确定，再到诊后的康复阶段都可以在医疗元宇宙中进行。患者在诊治过程中形成的信息会通过区块链电子病历这种形式呈现，进而成为医生信誉的指标。这种主体性的上升逐渐改变了医生与患者之间的不平等地位，也会促进患者对医生的信任，对于改善医患矛盾有着重要意义。

第五章

医疗元宇宙医院应用场景

　　由于人类的自然属性，未来元宇宙医院还是会以虚实共生
的形态存在。医生的这一称谓将得到更为广义上的拓展，不仅
局限于具有专业医学技艺的人。在医疗元宇宙世界里，家庭机
器人医生将代替医院里的医生进行慢病管理、康复检测、用药
管理等一系列常规治疗服务，甚至可能进行 AI 病情分析、AI 手
术等。专业医院的工作量随着科技的发展会日益减少。在医疗
元宇宙世界里大部分诊断工作都将在虚拟世界中进行，然而治
疗部分需要接触人的身体，所以治疗的场景主要是医院和家中，
可能最后只有少数复杂度较高的和危重疾病才会在线下进行治
疗，而医院的门诊功能几乎都能在医疗元宇宙中实现。在医疗
元宇宙世界里专科医院将会层出不穷，这将为患者获得更加有
针对性的诊断和治疗带来便捷。

第一节　医疗元宇宙医生

　　医生以治疗疾病为工作主体，同时兼具学术研究、健康科

普、护理康复、卫生防疫等工作。此外，提高出生人口素质与社会整体健康水平也是医疗从业者的职责。不论技术如何变革，医生上岗具有严格的临床理论考核要求和技能准则，需要取得符合国家要求的执业资格，医疗安全受到法律约束，医生的从医道德标准受到社会监督，治病救人始终是医生不变的职业责任。

近 5 年来，我国卫生技术人员总数不断提高，2020 年，每千人执业（助理）医师 2.90 人，每千人注册护士 3.34 人；每万人全科医生 2.90 人，每万人专业公共卫生机构人员 6.56 人。医师队伍整体数量也在提高（图 5-1）。

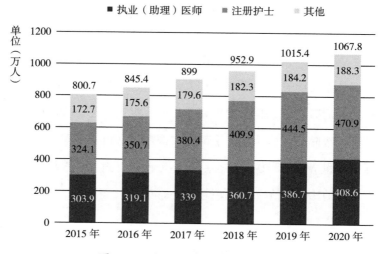

图 5-1　全国卫生技术人员数量

数据来源：国家卫健委。

传统医生和互联网医生的对比

1. 专业技能

传统医生：线下就诊主要讲究"望、闻、问、切"。医生与患者通过面对面就诊，医生需要有共情的能力，要能体会患者无助焦虑的心情，然后耐心倾听，表示理解并提供支持。有时候，共情是一剂良药，可以减少医患间的摩擦。医生不仅要善于做手术，更要善于沟通。具有良好沟通能力的医生，医患关系良好。反之，医患关系紧张。此外，医生需要逻辑判断和医学等多方面知识储备，必须要有不断学习的能力，使自身的知识不断更新。

互联网医生：线上诊疗需要医生通过仔细地观察和问询来判断病情，这就要求医生必须具有丰富的就诊经验，对医生的医术提出了高要求。特别是线下医生，诊疗方式从线下到线上的改变，不仅需要强大的适应能力，而且需要不断总结经验，将其升华为更为凝练的技能和知识储备。尤其是针对慢病管理患者，互联网医疗平台可有效地通过可触达的私家医生、家庭医生等服务方式，提升患者依从性，帮助慢病患者进行更为有效的管理，改变以往线下医生鞭长莫及的状态。在线上，医生会更加注重望诊和问诊，这就需要医生有足够的知识储备，具备扎实的基本功，才能根据有限的图片、视频发现用户病症。线上医疗通过技术和模式的创新，在创造更多全新价值的同时，让本已上线的医生更大效力地发挥他们的价值，让群众知晓互联网医疗平台的作用。

2. 收入水平

传统医生：我国至少有 90% 的医生处于基层，他们的月收入在 1000 元到 8000 元不等。在偏远山区，刚工作的毕业生收入可能少于 1000 元；但是某些医院的热门科室的医生，尤其是主任级别的医生，月收入 30000 元以上的也有，还有极少数的月入 300000 元的医生，不是一般的医生可以奢望的。如果是住培生，每年的薪资只有国家财政补贴的 20000 元。在全国 98 个行业分类中，卫生人员工资居第 26 位。而无论在哪个排行榜中，美国收入排名前 10 的职业中医生至少要占据 3 席以上。从医生薪酬水平来看，公立医院医生待遇距离 3~5 倍社会平均工资的国际惯例还相去甚远，与高投入、高风险、工作高强度的特点严重不符。

互联网医生：根据《2021 互联网医生诊疗行为及幸福感报告》显示，互联网医生线上执业阳光收入通常在 3000~8000 元 / 月。其中，阳光收入在 3000~5000 元之间的占比 31.1%，阳光收入在 5000~8000 元之间的占比 28.1%，也即近六成的医生，通过互联网医疗平台线上执业，可以获取 3000~8000 元 / 月不等的阳光收入。互联网医疗或可让医生月收入增加，大数据背景下以及智能硬件的辅助，让看病变得不再那么难，通过互联网专科医联体，可以把业务扩大，特别是在互联网上口碑不错的医生。当然，这也是人们越来越重视健康，对健康提出了更高的要求所形成的。

3. 医患关系

传统医生：在传统环境下，医生因为事业编制、身份的问题，以及行政级别和职称的问题，和医院之间是隶属关系，和患者是服务关系，患者要想见到医生就必须到医院。医患关系的好坏关键在于医生，作为医生，首先应该为患者着想。要把医德放在首位，利益在其后。其实最好的医患关系是相互信任，医生和病人共同努力战胜疾病。同时，医生不仅需要专业，还要有足够的耐心，把疾病和患者的病情讲明白，当然患者和家属也要信任医生。

互联网医生：在互联网时代新型的医患矛盾产生因素主要有两点。首先，在资讯普遍发达的今天，患者出现病痛的第一时间会借助发达的网络，查找与自己症状相关的疗法，有很大一部分患者将查到的信息奉为圭臬，带着这样的信息去医院，患者往往会不认可医生所做出的判断，甚至不相信医院现代科学仪器检测的结果，认为医生是错误的，医院存在"店大欺客"的行为。患者从之前由于"信息缺失"处于劣势的地位转化为现在的"信息差异"的劣势地位。其次，由于普通人并不具备一般的医学知识，对网络上的医疗信息并不具备很好的区分能力，同时现在的互联网对于此类信息并没有一个明确的管理规范，导致患者在使用浏览器搜索相关的关键词时，出现很多杂乱无章的信息，真真假假的信息混杂在一起，甚至个别的搜索引擎只依据投放广告价位进行医疗信息的排序，患者在浏览这些信息时，潜意识里只想接受自己愿意相信的信息，这样就产生了患者接受错误信息与医生正确诊疗之间的矛盾。

元宇宙医生工作特征

医疗元宇宙在社会运行整体元宇宙之后实现，医患沟通形式发生变化，在人员方面，医生的专业知识技能构成发生变化。外在表现为医生诊治的工作场景更加多元化，由实体医院向元宇宙拓展；医患关系更加密切，向平等合作方向发展；医疗技术水平出现升级迭代，医生相应的技术要求提升，但是总体而言，医术仍是医生的根本，医疗元宇宙有助于医生回归本职工作（表5-1）。

表5-1　传统医生与医疗元宇宙医生对比

	传统医院医生	医疗元宇宙医生
医疗模式	生物医学模式	生物－心理－社会医学模式
接诊地点	实体医院	元宇宙虚拟现实空间
所需设置	全套医疗仪器	5G+XR+AI
诊断手段	仪器依赖性诊断手段为主	AI 辅助诊断
医患地位	权威指导式	平等合作式
医患关系	较为松散、无协约	有明确反馈、较为密切

1. 多元化的诊治工作场景

在传统医疗阶段，医生的工作范围在医院场景中，接诊与救治必须依靠实体医院。互联网医疗阶段，虽然医生线上接诊提供了一种理想化的畅想，但实际上，线上问诊的局限性较大，以文字和语音视频的网络交流模式无法呈现出病人全貌，患者的身体指标缺乏。且专业医师已经被线下接诊占据了大量时间，无暇顾及效率较低的线上问诊，医生看病仍以线下为主。

元宇宙真正为线上问诊提供了必备技术。虚拟现实场景中的问诊拓宽了医患交流的空间，医生能够清晰地通过患者的表情、动作，判断是否需要通过进一步检查确诊。传感器设备获取患者体征指标，为医生诊治提供远程数据支持。更为智能的医学影像检查则使得患者能够就近做出检测，并将检测结果上传元宇宙病历中，由医生做出进一步诊治。医生的问诊以元宇宙空间为主，患者可以自主设置就诊虚拟场景，以缓解患者的紧张心理。医生的上班地点并不局限于医院，而是能够在任何能够使用元宇宙设备的地点展开。另外，实体医院的外科手术医生、急救科医生将往更加专业化的方向发展。

2. 科技化的专业技能构成

除了医疗领域专业技能之外，医生还需要熟练掌握相应的元宇宙技术设施。随着元宇宙技术在各个领域中的使用，医学设备在 VR/AR/XR 技术的加持下能够跨越时空的局限，满足医生远程问诊、远程手术的需要。更为成熟的智能机器人辅助医生诊治，简单的护理操作可以由人工智能机器人代替，医生成为一专多能的专业型人才。

人工智能技术的计算机视觉、机器学习、自然语言处理技术。虚拟数字人在患者服务层，提供导诊机器人、家庭健康管理助手、慢病管理助手、家庭康养助手、心理治疗助手。目前，在医疗资源供不应求的背景下，医生压力普遍较大，用人工智能进一步提高医疗的精准率，对减轻医疗的负担有很大的帮助。未来在元医疗宇宙里的虚拟模型驱动下人工智能可以贴近现实应用，让医生用虚实结合的方式为患者治疗。在治疗的层面，可以研发各类智能手术机器人。相较于医生，智能手术机器人对于操作的控制程度远超人类。不仅如此，人工智能在以下领域也会发挥巨大的作用。

医疗虚拟医生。在医疗元宇宙中，这些机器人变成有一定意识情感的虚拟医生，通关 AI 的机器学习、神经网络等技术不仅能完成以前机器人的工作，更能在情感上给患者一定的精神治疗。

智能药物研发。利用人工智能技术对药物的性质、安全性等进行预测分析，提高药物的研发效率。通过这种方式，已经在诸如医治心血管疾病、肿瘤以及常见的传染性疾病方面取得了令人瞩目的成绩。

智能诊疗。智能诊疗就是利用人工智能技术，将专家学者的医疗知识进行学习复制，从而达到"复制"医生的目的，将复制的医生用于诊疗，其完全可以模拟真实医生的诊疗过程，从而给出相应的治疗方案，智能诊疗领域也是人工智能在医学领域一个非常重要的应用场景。

智能影像识别。利用人工智能方式智能识别医学影像，其主要有两方面的含义。一是将影像进行人工智能分析，进而获取有用信息；二是基于深度学习的方式，通过大量的医学影像数据的训练，使模型能够根据输入的影像信息进行诊断。

智能健康管理。利用人工智能技术进行日常的健康管理，目前主要应用的领域集中在潜在风险识别、虚拟监护、健康干预以及基于精准医学的健康管理。

第二节　医疗元宇宙的诊疗模式

由于元宇宙技术的完善，医生和患者之间空间的局限性被进一步打破，元宇宙医院实时链接身处不同物理空间中的医生与患者，更加智能的医疗设备与智能机器人的加入提高了元宇宙就诊的智能化程度。按照患者就诊空间的线上与线下划分，医疗元宇宙就诊分为三种模式。在后续章节中，本书将分别从患者、医院、家庭主体展开医疗元宇宙的诊疗过程与应用场景。

元宇宙医院全在线就诊

元宇宙医院使全在线的导诊、就诊到治疗成为可能。元宇宙医院全在线就诊包括：元宇宙 AI 虚拟人助手导诊、元宇宙问诊、元宇宙 AI 虚拟医生诊断、元宇宙医生诊断、送医上门和送药上门环节，实现从诊到治的闭环。互联网医院的发展已经初步显现全在线就诊的前景与优势。2019 年，第一批取得互联网医院牌照的医院通过构建云门诊服务体系，实现在线音视频问诊、图文咨询、线上书写病历、开具处方及药品转配服务，开设心血管内科、内分泌科、呼吸内科等专科慢性病线上门诊，为慢性病的复诊患者提供与线下门诊同等的诊疗服务，可以实现足不出户、线上问诊、送药到家。这大大方便了患者就医，也降低了感染的风险。

元宇宙 + 实体就诊

元宇宙问诊帮助患者尽快确诊，但由于医疗的特殊性，一些治疗措施必须在患者的"生理人"维度实施。因此，第二种模式下的患者经过线上确诊后仍需到线下医院进一步救治。这类治疗包括手术与住院观察。但是，不论技术如何发展，外科手术始终要求患者的"具身性"，即患者在手术中真实在场。即使在元宇宙时代，患者也必须回归到现实生活中进行手术。而复杂的手术设备和对无菌手术环境的高要求决定了患者必须到医院实施难度较大的手术。未来元宇宙医院将放大实施手术操作的功能，集医疗设备、手术场所于一体，为需要手术的患者提供医疗空间。

实体医院就诊

医院急救保障了危、急、重患者在第一时间得到救治，医疗元宇宙模式下患者急救将更具效力。元宇宙急救技术将为智慧医院提供更开放、集约的信息资源承载能力，有力推动智能医疗服务更加高效地运行及更新迭代。元宇宙急救技术能有效节约院前及院内急救时间，提升急救成功率、减少因救治不及时造成的后遗症，节约社会公共卫生成本。目前，我国区域性创伤中心建设工作正稳步推进，严重创伤的院前救治工作也越来越得到重视。元宇宙急救技术将为严重创伤的院前急救事业带来新的发展契机。

第三节　医疗元宇宙的专科治疗

元宇宙口腔科治疗

1. 口腔科发展现状

目前，口腔科等专科医疗领域在消费升级和较为宽松的政策环境支持下，将成为医疗服务行业中的优势行业。通过分析行业规模及增速、相应的专科医院数量，判断中国口腔科市场的潜力和目前的发展状态，可以发现目前口腔科发展正处于上升期，社会对该行业的需求十分旺盛，如图 5-2、图 5-3 所示。

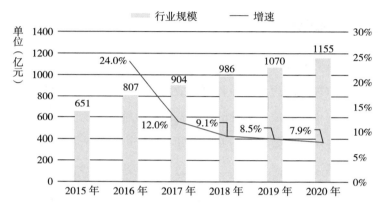

图 5-2　2015—2020 年中国口腔医疗服务行业规模及增速

数据来源：智研咨询。

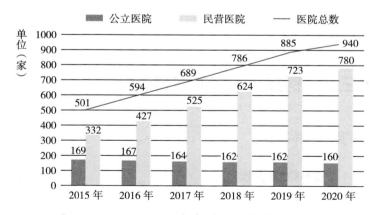

图 5-3　2015—2020 年中国口腔专科医院数量

数据来源：智研咨询。

通过调查发现，从人均牙医配备、口腔科就诊率和种植牙渗透率的角度来看，中国口腔科市场发展远落后于世界先进水平，成长空间巨大。而且目前中国口腔科市场正在经历快速的发展阶段，尤其是种植牙等高端业务的增速极快，如图 5-4 所示，有望快速达到发达国家的市场规模。

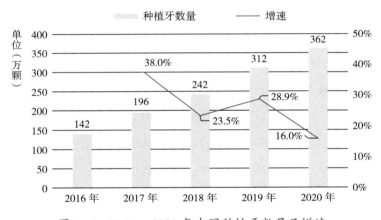

图 5-4　2016—2020 年中国种植牙数量及增速

数据来源：智研咨询。

随着我国经济社会快速发展、人口老龄化进程加快以及人们对牙齿健康需求的不断提高。目前，我国中老年人群牙齿缺失普遍，但补牙率低。第三次全国口腔健康流行病学调查结果显示，我国 35~44 岁年龄段人群患龋率为 88.1%，所患龋齿中，龋、失、补占比分别为 34.0%、57.6% 和 8.4%，即仅有 8.4% 的龋齿进行了治疗；根龋患病率为 32.7%，人均根龋为 0.75 颗，龋、补占比分别为 97.2% 和 2.8%。65~74 岁老年人患龋率为

98.4%，龋、失、补占比分别为 22.8%、75.3% 和 1.9%；根龋患病率为 63.6%，人均根龋为 2.74 颗，龋、补占比分别为 98.1% 和 1.9%。

以上调查数据可见，口腔科防治工作依然任务艰巨。因此，全球口腔科用电脑辅助设计（CAD）及电脑支援制造（CAM）系统的成长，预计将由于诊疗椅用系统和口腔内扫描机的需求高涨而受促进。应用 CAD/CAM 系统将可切削陶瓷制作成全瓷修复体，逐渐成为口腔科陶瓷修复的研究热点。目前，口腔科 CAD/CAM 系统主要有德国的 CEREC 和 KavoEverest，瑞典的 Yrocera。率先商品化的口腔科医院 CEREC 系统是具有代表性的口腔科 CAD/CAM 系统，凭借其高效性和临床应用逐渐获得口腔科医生的认可和青睐。时至今日，CEREC 系统已经发展成为较成熟的口腔科 CAD/CAM 系统。

2. 元宇宙的口腔科治疗

下面将通过一个案例，我们来看看元宇宙的口腔治疗都有哪些不同。

患者刘某，男，60 岁，由于牙齿缺失严重，在西南地区某口腔诊所就诊，医疗机构建议患者种植 6 颗牙，由于患者的经济状况较好，因此同意接受种植。但是种植手术结束后一周左右，患者的左上 3 颗种植牙脱落，且患者持续口腔感染并伴有高热。患者家属认为医疗机构存在医疗差错，向医疗机构提出索赔20万元。医疗纠纷发生后，医疗机构先将患者进行了转诊，解决患者身体的不适，随后向保险公司报案。接到报案后保险公司立即向医疗机构索要了患者病历及相关材料，并找到口腔种植专家进行分析。资料显示：医疗机构为患者种植了6颗种植体，分别是右上3，右上5，左上6，右下6，左下7和左上3，其中左上3的种植失败，已经脱落。左上6的种植体在骨内部分较少，右下6部分种植体颊侧骨墙单薄且部分缺失。对于这两颗种植体如果不采取措施，日后脱落的可能性也极大。保险公司认为，医疗机构没有充分分析患者的身体状况是否可以承受多颗牙种植手术，也没有根据患者的骨量分析该患者哪里适合种植哪里不适合种植，因此医方有过失可以进行理赔。但患者方面提出的20万元不合理。6颗种植体中有3颗是成功的，其余3颗已经脱离或近期会脱离，因此保险公司可以赔付3颗失败种植手术的医疗费用。此外患者由于接受大量种植手术产生口腔感染和身体不适，由此产生的医疗费用保险公司可以赔付。后经过医患及保险公司三方的多次沟通，最终保险公司向患者理赔6万元。

从上述案例可以看出目前的口腔疾病治疗存在一定的问题：首先，存在种植牙脱落的情况说明，在做手术之前，患者并未接受全面的牙体骨量分析。其次，医生并未检查患者身体情况是否能同时进行多个种植牙手术，特别是对于这种上了一定年纪的患者和骨质疏松的患者更要特别的谨慎。最后，术后随访不到位，导致严重后果的发生。

那么在医疗元宇宙中，解决这些问题有什么好的处理方法呢？在医疗元宇宙时代，患者和医疗过程中的各个环节都会有紧密的互动，特别是在对于以前相对神秘的医学检查阶段，患者对于这个阶段的认识会有很大幅度的提升。牙科检查也不例外，就拿上述牙齿种植为例，前期检查主要有三个步骤：全身检查、口腔检查、CBCT 检查。

全身检查。在医疗元宇宙中，对人体的全身检查特别注重各个器官组织的关联性。比如，患有糖尿病的患者如果要做种植牙就需要特别慎重，需要根据控制血糖的情况来定。在元宇宙中，患者的全身孪生影像可以清晰地看到患者目前的哪些指标或现有疾病会给种植牙带来影响。数形结合的方式可以让医生或患者都更为清晰地了解到种植牙可能带来的其他风险进而做好防护工作。

口腔检查。全身检查之后，需要针对口腔环境进行对于种植牙更有针对性的检查。元宇宙数字孪生出来的口腔环境，可以观察到每一颗牙齿目前的情况，针对牙齿具体的破损程度或牙床的健康情况，制订更加有针对性的种植方案。医疗元宇宙的口腔检查是通过前端的机械臂进行操作，由后端的口腔医生来远程控制的，在医疗元宇宙中，虚拟口腔医生和虚拟患者随着检查同步交换诊疗意见，共同制订出针对个体口腔环境的种植方案。

CBCT 检查。在医疗元宇宙中 CBCT 的概念得到了新的诠释。首先来解释下做口腔 CT 的必要性。在口腔里面会有一些小关节，如果怀疑是这些小关节出现了病变，那么就可以采用 CBCT 方式进行检查，通过这种检查可以非常清晰地知道口腔里面究竟是哪一些小关节出现了病变。是否对牙齿进行根管治疗也是需要通过 CBCT 的方法来判定。下面我们就看看元宇宙里的 CBCT 有何不同。首先，三维影像提供无死角的口腔镜像，可以使医生判断是否采取修复就能较好地解决问题，这样可将很大一部分不必种植的患者筛选出来，既减轻的这些患者的痛苦，又将宝贵的医疗资源节约出来，给必须种植的患者。其次，多角度的三维孪生影像对于种植牙的精细化程度又有了很大的提升。最后，有些医生建议患者判断情况，在患者口腔被手术占用而说话不便的情况下，可通过脑机接口直接告知医生其决定的结果。

在医疗元宇宙时代，脑机接口将得到广泛的运用。对于手术来说其神奇之处在于可以在麻醉的情况下，通过元宇宙意识直接与医生进行交流，也就是说患者观看自己的手术全过程将成为可能。手术中的交流其实是十分有意义的，就拿上述的口腔科来说，当口腔被占用时，就可以通过思维直接表达自己对手术进程中各种情况的想法，从而和医生进行沟通。这件事的现实意义就是如果医生在手术过程遇到一些需要抉择的情况时，可以先跟患者商量提供几种方案。其实，外科手术中很多不能确诊的手术都需要做剖腹探查，以前的做法是有些可做可不做的手术在剖腹探查后，医生就自行决定了。比如，阑尾穿孔形成的腹腔积液，出现这种情况必须剖腹清积液，但同时发现肠道存在轻微梗阻，是要将梗阻段切除重新缝合，还是用保守方法疏通肠道长期治疗，这时如果在术中可以交流，医生就能把各种方法的利弊讲述给患者听，让患者自己做出判断，最终确认签字。其实医生之所以存在难以抉择的情况，往往是因为类似这种手术各有利弊。所以最好的方式就是发现了问题就第一时间与患者交代清楚，让患者自己来判断实施哪种方案。一旦双方达成了共识，医生就能继续进行下一步操作，这样会减少医生在手术中犹豫不决的情况而耽误手术时机，也可为以后可能存在的纠纷提供有力的依据。

前面章节我们提到过，在元宇宙时代健康档案从人一出生就开始记录了。当人们处于某个生病的阶段，医生可以随时调出相关的档案来查看个人的健康情况和各种病史，从而综合分析病症的发展情况和趋势。病史对于相关联的疾病检查具有十分重要的意义。比如慢性病容的病史检查。不同的面色都在一定程度上反映出一些病症，医生可以根据面色，开具一些相关的检查进行佐证。通常面容的苍白，医生会怀疑其贫血等；面容的黄染，可能存在黄疸、肝功能疾病等；面容的鲜红，可能存在高血压、酗酒、血栓等。在医疗元宇宙中查到出现过这些相关病史的患者，医生可以通过患者的孪生镜像加以观察，进行比对，看看是否存在复发或出现了相关并发症的可能性。再比如，针对体重的病史检查。如果患者体重近日突然增加则有可能是高脂血症、肾病或卵巢囊肿等。如果患者体重突然降低，则可能是肿瘤、糖尿病、消化不良等疾病。而对于那些长期处于肥胖状态的人，可能伴有高血压、高血糖、高血脂、冠心病和甲状腺功能减退等疾病。医生可以通过患者元宇宙详细的病史影像资料，对其进行有针对性的检查和治疗。

医疗元宇宙时代更加突出了以患者为本的理念，所以综合性治疗的概念将代替目前的专科诊疗概念。由于打破了时空的束缚，虚拟医生在元宇宙里在诊治一种疾病的同时，经常会找到其他科室的专家来会诊，这就完全摒弃了过去头疼医头脚疼医脚的情况，而是从患者全身诊疗的角度去检查和治疗各种潜在的疾病，从而尽最大可能使患者的身体实现健康状态。

元宇宙心理疾病的治疗

1.心理疾病发展现状

2020 年国民心理健康状况调查覆盖我国东部、中部、西部的 12 个省市，调查总样本量逾 6 万份，核心样本为 5098 份，并与 2008 年国民心理健康状况调查结果进行比较，如图 5-5 所示。核心样本的人口学变量特征为：男性占 44.3%，女性占 55.7%，年龄范围 18~76 岁，平均值 31.4 岁，城镇户口占 62.8%，农村户口占 37.2%；学历在高中及以下的占 19.4%，中专 / 大专占 25.4%，大学本科占 47%，研究生及以上占 8.2%；在职业分布上，公司职员与企业工人占 29.2%，专业技术人员占 20.4%，管理人员占 7.4%，服务业人员占 5.4%，个体经营者占 4.7%，无业、失业、退休人员占 6.8%，学生占 15.5%，其他占 10.7%。个人月收入在 2000 元以下的占 22.6%，2000~4000 元的占 38.7%，4001~6000 元的占 11.1%，10000 元及以上占 11.5%；东部地区占 69.0%，中部地区占 12.0%，西部地区占 10.8%，东北地区占 8.2%。

地区差异：东部地区的总体心理健康水平更好，低风险抑郁占 86.6%，高风险抑郁占 13.4%。户口差异：农村户口人群中抑郁检出率略高于（差别较小）城镇户口人群。大学本科及以上学历组的抑郁高风险检出率较低。收入差异：过低收入水平不利于心理健康，但在中等收入以上，收入的升高并不伴随心理健康水平的差异。职业差异：抑郁水平最高的是无业、失业、退休人员，该群体既承受较大的经济压力，也要承受未来生活的更多不确定性；其次是学生群体，主体是大学生。性别年龄差异：性别差异小，抑郁和焦虑水平呈现随年龄增大而降低的趋势，青少年的心理健康问题较为多发（图 5–5）。

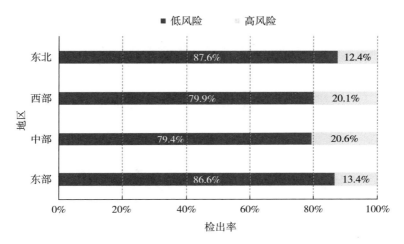

图 5-5 不同地区的抑郁高风险检出率

数据来源：中国科学院心理研究所。

　　国内外研究发现，社会经济地位通常与心理健康水平呈正相关。社会经济地位通常以收入、学历、职业为主要指标，较高的收入水平、较高的学历、声望较好的职业，往往意味着拥有包括心理健康资源在内的各种资源支持，有助于维护更高的心理健康水平。

　　国民心理健康特征的跨年比较（2008 年与 2020 年），如图 5-6 所示。与 2008 年全国心理健康状况调查的 6720 份成人数据（男性 48.3%，女性 51.7%，平均年龄 35.0 岁）比较，发现依据中国心理健康量表，除"认知效能"以外的"情绪体验""自我认知""人际交往""适应能力"的 4 个维度均有所下降。2020 年中西部地区与东部、东北部地区的心理健康差距进一步拉大。

同时，2020 年调查样本的生活满意度除"物质生活质量"外的"工作""家庭生活""身体健康""精神生活""生活压力"均有所下降，不过总体差值较小。

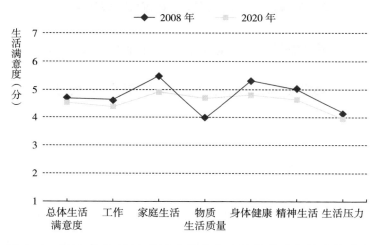

图 5-6　2008 年与 2020 年调查样本在生活满意度上的均值对比
数据来源：中国科学院心理研究所。

2. 元宇宙的心理疾病治疗

随着人们生活节奏的加快，工作压力的增加，各种心理疾病也随之显现出来。其中，严重的可能会对生活失去兴趣，甚至出现轻生的情况。

小尤是研究生学历，30 岁，之前因为一直上学，也没有时间去谈恋爱，毕业后，其父母和亲朋好友一直催促她结婚生子，但是经过相亲，并没有找到自己喜欢的伴侣。随着年纪越来越大，不仅亲戚们都说她眼光高，背后对她指指点点，在家，父母也会说；在公司，同事、领导也一直催促。长期的催促导致小尤觉得生活没意思，对待事物提不起兴趣，于是她辞去了工作，出去旅游以调整心情。但是不管走到哪里，都会有人问她有没有对象、有没有结婚。后来小尤患上了抑郁症，在结婚前一夜想结束自己的生命，被家人及时发现，送到医院进行治疗。

这类患者比较危险，因为你不知道她/他什么时候发病。这些患者可能前一天还表现得很开心，做着第二天的计划，但是当夜说不定就做出了自杀的行为。

在元宇宙世界里，我们来看看遇到这种问题有没有较好的解决办法。

共情。共情治疗法在医疗元宇宙中的效果是非常明显的。患者进入元宇宙空间通过与心理学专家提前设置好的各类虚拟好友聊天，发现自己所存在的困惑在这里可以被大众理解，并找到了可以产生共鸣的知己，从而宣泄出积蓄已久的情感，进而达到心理治疗的效果。就拿上述小尤的症状来讲，面对虚拟环境，小尤更容易放下防备心，敞开心扉与元宇宙里这些和蔼可亲的新虚拟朋友交谈。新虚拟朋友们通过心理医生预先设置好的交流情景，对小尤的问题亲切地答疑解惑，通过了解小尤与虚拟朋友的交流情况，心理医生可以清晰地了解到小尤情感问题的源头，从而有针对性地设置更进一步的治疗场景，通过循序渐进的治疗，小尤逐渐走出阴霾，回到阳光普照的世界里来。元宇宙可以给小尤这类的患者提供很好的智能场景切换，随时通过 AI 分析将环境调整到患者舒适的场景，患者也可以根据自己的喜好主动去调节场景。当患者的治疗在这些特定场景取得了一定的进展后，心理医生将会让患者在不知不觉中回归到真实而又不易产生太大刺激的场景中，比如，与很多天真质朴的孩子们的交流，与一些白衣天使交流，与一些正直的军人交流，等等。在一些简单正常的社会环境里，患者逐步变得既不紧张也不放纵，既不卑微也不高傲，既不讨好也不回避的健全型人格。再下一步，就是完全回归到真实的元宇宙世界里。这个过程就与从小培养孩子的社交能力基本相同，通过元宇宙世界，可以有效地弥补患者曾经的社交缺陷，治愈其忧郁的性格，完善其缺失的人格。

联想。我们在现实当中，经常会通过旅游的方式来缓解平时工作和生活的压力。但这种方式往往会受到一些时间情况或经济条件的制约而难以实现。到了元宇宙时代，脑机接口的出现，将使这种情况发生质的改变。小尤可以通过脑机接口进入元宇宙，在这里她可以超越时空来到向往已久的大草原，传感设备可以让小尤闻到大草原清新泥土的芬芳，听到大草原骏马和牛羊的嘶鸣，看到蓝天白云和碧草青青，触摸到带有异域风情的蒙古包。通过各种感官的充分调动，小尤从中尽情地享受大自然带来的惬意。当她感到疲倦了，脑机接口可以切换到她想要休息的别墅场景。安逸舒适的海景别墅，小尤可以感受到轻轻的海风拂面，聆听不远处浪涛有节奏地敲打着海岸线的声音。身心全面放松的小尤更容易进入深度睡眠，从而提高其白天的精神状态。到了清晨，通过脑机接口，小尤通过联想又将场景切换到了泰山的山顶，一轮红日缓缓升起，日出总是让人能感受到朝气与希望，从而使精、气、神得到全面提升，小尤精力充沛地迎接新的一天的到来，再进入到新的旅程之中。

这种通过联想的方式，不同场景的瞬时切换，周而复始的极度舒适的旅行使小尤身心得到全面的放松。可见，"心想事成"这个词已不再只是美好的祝愿，它将真正地使人们放飞自我，实现人们心中一个个美丽的梦想。

情景。很多心理有障碍的人其实是对事件可能产生的结果未知或估计不足而产生的畏惧。在元宇宙里，虚拟心理治疗师可以通过创建一个让患者产生恐惧的事件情景，直接展现这种情景可能带来的结果。患者通过观察和亲自尝试对该事件的处理而得到与想象不同的结果，进而恢复其处理类似事件的信心。增强自信心将是治疗心理疾病的良药。再看，小尤如果进入了她所害怕的婚姻生活当中，发现她的虚拟丈夫无任何不良嗜好，平日里对她很好，并且收入比上不足比下有余，两个人商量处理着家庭里各种琐碎的事务，两人有条不紊地享受着岁月静好。在这种充满着治愈系的婚姻生活里，小尤又怎么会抵触这样美好的生活呢？当然，有人可能质疑，这种伴侣在元宇宙的虚拟场景中太不真实，怎么才能遇到这么优秀的伴侣？其实，元宇宙在婚恋方面也有很好的作用。比如，尝试共同生活这种场景在元宇宙就很容易实现，双方只在各自的虚拟孪生数字人的身份下进行交往，可以并无实质性身体接触。首先，在对方授权的情况下，通过元宇宙个人身份查询可以清晰地了解到对方的各个方面信息；其次，可以尝试共同生活，在无身体接触的情况下，了解彼此的生活方式是否合适。最后，如果说希望更多地了解兴趣爱好方面的情况，可以在元宇宙里一起看电影、逛街、做户外运动等，从多方面增进彼此的感情，这几乎与现实的恋爱场景没有区别。

由此可见，很多真相可能不如想象中的美好，所以在元宇宙里也许更容易找到更适合自己的伴侣。

身临其境。脑机接口在元宇宙里的应用是人们找到了一扇实现梦想的大门。一些茫然和充满困惑的人群可以在这里尽情地耕耘自己的试验田。比如，有些参加高考的学生不知道未来要从事哪种职业，因而在报志愿时犹豫不决。这时，他们通过脑机接口在元宇宙里设想出自己的职业发展路径，同时搜索真实职业场景的 VR 影像做对比，然后通过 AI 分析出的偏差场景，而判断自己是否可以承受这种职业与自己期望的落差。再比如，有些人遇到了一些挫折，不知该何去何从的时候。在元宇宙里的一些特殊的"心灵导师"可以送一些很特别的"人生鸡汤"。

如果你受到委屈，卧薪尝胆的勾践这个数字人，他可以亲口告诉你委屈背后的意义。如果你感到人生迷茫，你会亲眼见到虚拟司马迁是如何在受到腐刑的情况下坚定信仰完成《史记》的，也可以与之攀谈，了解其信仰的由来，从而树立起自己更加清晰的人生目标。如果你感到自己一无是处，可以通过元宇宙搜寻系统找到一些比较成功的人与之攀谈，也可以参加元宇宙里一些有意义的集体活动，共同实现一些目标进而体现出你的人生价值。

在元宇宙里，当你遇到困境时，很容易就能找到对你有帮助的人生导师。他们不是通过简单的说教灌输"鸡汤"，而是通过仿真的虚拟人物镜像来调动起你的所有感官，使你身临其境地感悟人生哲理。如此生动形象的人生感悟，岂有不通透之理呢！

元宇宙妇产科治疗

1. 妇产科发展现状

随着人们生活水平的提高，很多民众对妇幼专科医疗行业越来越重视，相关医院的数量越来越多，如图 5-7 所示，针对妇产科现状提出了很多的需求和建议，因此，满足妇幼医疗用户需求将是行业立根之本。

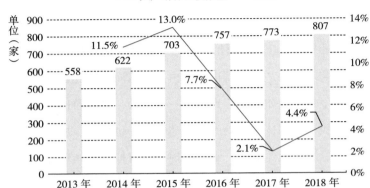

图 5-7　2013—2018 年中国妇产（科）医院数量及增速

数据来源：卫生和计划年鉴。

妇幼医疗行业近年来从传统的模式逐步转换到互联网融合模式。随着妇幼医疗行业各大平台逐步下沉到三、四线城市，妇幼医院企业从供应环节到生产再到售后环节，实现全环节整合，并以产业赋能为纽带，得到了相关公司提供品牌、设计、供应链等全方位支持。

近年来妇产科医院诊疗人数逐年上升，如图 5-8 所示。利用行业新技术场景使得行业用户获得更好的体验迫在眉睫。技术加持使得妇幼医疗行业的服务效果和产品受到更多用户的青睐。比如云计算、大数据、人工智能等新技术的出现，给妇幼医疗行业提供了全新的思考空间，通过将新技术运用到行业生产和服务过程中，能够更好地解决行业痛点和问题，保障行业服务效果。妇幼医院企业利用互联网，通过信息化的打造，融合妇幼医疗行业特性，提高了用户体验，给用户带来诸多的便利。这将是未来妇幼医疗行业发展的必然趋势。

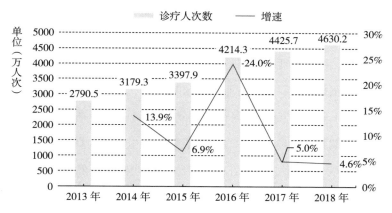

图 5-8　2013—2018 年中国妇产（科）医院诊疗人次数及增速
数据来源：卫生和计划年鉴。

　　妇幼医疗行业随着行业消费主体年轻化，行业贷款等金融需求增加。妇幼医院企业推出行业消费与银行等机构合作，深挖行业生态金融场景，聚焦支付管理升级，持续发力金融场景。发力妇幼医院优势明显，实现融资企业与金融机构高效对接，提升妇幼医院产业链的运作效率。

　　目前的行业发展趋势呈现出标准化与定制化融合、行业平台职能转换、以用户为本的发展特性。行业的标准化与定制化被逐渐打破，标准化加微定制的产品战略，有效平衡企业操作层面与消费者需求层面的矛盾。让妇幼医疗消费者既拥有足够的确定性，又具有足够的弹性。行业大数据的应用，使得实际操作和施工赋能方式深度介入。这使得妇幼医院平台从简单的流量供给入口转变为工具供给、技术供给、工人供给的模式。中国消费升级使得妇幼医疗行业必须提高服务质量。妇幼医院用户需求从与医疗机构对接，转变为更加注重体验，注重实际的效果。用户个性化定制将成为行业新的发展方向。

中国妇幼专科医院行业存在的问题：

（1）行业本身的局限性。妇幼医院属于低频率、要求高、服务周期长的行业，消费行为不能随时发生，频次高且要求高。妇幼医院传统行业中间信息不对称的赚钱模式虽然价格透明，但缺乏赢利点。

（2）平台管理水平落后。没有解决妇幼医院生产商和消费者之间的天然矛盾。部分妇幼医院企业对加盟者审核不严格，导致服务水平参差不齐。妇幼医院行业的利润主要来自压缩原材料，严重影响产品和服务质量。

（3）供应链整合度低。妇幼医院行业供应链涉及品类繁多，小型企业难以为继，初期投入过大，打不起价格战。妇幼医院行业产品标准化程度低，导致生产周期长且成本高。

（4）行业服务无序化。妇幼医院行业标准不成体系，服务质量很大程度上依赖于设计等个人能力，难以规模化管理与复制。妇幼医院行业服务质量难以控制，导致质量问题频发。监管缺失，严重影响用户体验。

（5）行业研发能力不足。妇幼医院行业研发设计人才供不应求，无法满足用户个性化需求。妇幼医疗行业设计与市场需求不符，交付给妇幼医院消费者的设计产品匹配性不足。

2. 元宇宙的妇产科治疗

2006年，阜阳女子李女士在当年阜阳某专科医院接受剖宫产手术，顺利产下一名健康女婴。但没过几天，困扰就缠上了李女士。原来，手术后李女士的刀口恢复不是很理想，近半个月后才拆线。当时医生向李女士解释，可能是因为她比较胖，刀口恢复慢。回到家坐月子时，李女士还是觉得腹部疼痛难耐，只能靠吃药缓解。因身体一直难受，产假结束后李女士辞去工作在家养病。更让李女士难以启齿的是，因腹部经常疼痛，她无法和丈夫进行夫妻生活，也遭到丈夫埋怨。

2019年3月，李女士来到医院体检，被告知盆腔里有个囊肿。听取医生建议，李女士接受囊肿切除手术。让医生和李女士吃惊的是，从李女士体内取出的"囊肿"，居然是一块医用纱布。由于在体内时间太久，早已和内脏粘连在一起。

手术规范，多方管控。在医疗元宇宙时代，手术的规范性可以得到多方的共同监督，为保障手术的高效进行和为取证提供了有力的影像支持。下面从参与医疗的不同角色的不同角度看手术的规范性在医疗元宇宙中是否能达到各方的预期。首先，从患者角度来看：大多患者并非专业人士，所以对于手术的规范知之甚微，阅读文字短期内又很难理解，签署知情同意书时还可能出现遗漏。在医疗元宇宙中，虚拟患者可以先看一遍相关手术医疗规范流程影像的细致讲解，通过以往虚实结合的医疗手术，了解即将发生的手术流程，这种情况下，患者可以及时找出自己手术中有针对性的问题，与医生进行术前探讨。其次，从主刀医生的角度来看：其实，在医疗元宇宙，早就通过智能分析给出一套详细的手术规范方案，虚拟医生只需要按照这些方案的步骤执行就是完全符合规范的。对于有些患者的个性化需求，根据具体情况通过 DRGs 的医疗点数分析，可以将需要增加的必要的医疗费用量化。一旦患者确认，费用直接划到医疗机构的账户里。医生完全不必担心新增需求的费用问题。最后，从护理人员的角度来看：其实相关手术护理的规范也是与医生手术规范相伴而生的，虚拟世界的护士与现实世界的护士的最大区别是很多体力性护理工作可能由医疗护理机器人来完成。虚拟护士只需要运用他们专业知识加以核对、校准，对标业务流程即可。其实在这三方医疗主体的共同管控下，医疗出现纠纷的概率必然会大幅度降低。即使会出现个别的医疗纠纷，也有详细的影像资料可以查询，取证过程十分便捷，证据的呈现也十分有力。

随访不断，处理及时。目前，由于医疗资源的限制，医疗随访主要是针对肿瘤之类的重大疾病来进行的随访。随着医疗元宇宙时代的到来，患者与医生的距离无限地拉近，随访可以就像走亲访友那样简单，所以医疗资源也将逐步倾向于普通疾病患者。其中，随访的情况就有可能大量增加。还以上述案例为例。如果说医生对患者的病痛有过随访并加以检查，相信后面就不会出现严重问题。所以，随访的重要性是不言而喻的。以前的随访可能需要医生电话、微信，甚至家庭医生亲自上门才能看到病人的真实情况。到了元宇宙时代，医生通过虚拟镜像就能与患者的虚拟镜像在元宇宙中交谈。就像两个老朋友一样亲切地攀谈，患者一般对医生也没有太多保留。医者仁心，也会针对患者具体情况给出相应的建议。这种虚拟数字人之间的即时交流，打破了地域的限制，医生可随时随地了解患者的康复情况，遇到出现问题的地方也能即时加以处理，使患者遭受到疾病相关问题的困扰降到最低程度。

有些随访还有一种防止一些疾病扩散传染的作用。就本书写作时的新冠疫情来说，随访是十分有必要的。新冠疫苗的预防效果，新冠病毒的治疗效果如何，新冠阳性患者以前到过哪些地方、接触过哪类人群。这些在医疗工作中都应进行相应的随访。我们设想在医疗元宇宙中，这些随访都将变得十分简单。主管医生只需运用其虚拟分身，进入到元宇宙中，查询动态的个人影像行动轨迹，观察其目前的状况，通过传感器检查疫苗接种人群的预防效果。这些操作都不用医务人员亲自去接触患者或各类人群。某些需要实体操作的医疗行为，也可通过医疗机器人来完成，可以说是彻底地与病毒隔离，从而完全消除了医务人员免受病毒侵害的风险。

胎教有方，胎儿苗壮。针对妇产科学来说，医疗元宇宙的出现对于胎儿的成长可能具有重要的特殊意义。

现代胎儿医学和出生前心理学的研究证明：对胎儿能够进行教育，胎教是有科学根据的。胎儿具有通过自己的感觉对周围环境做出反应的能力，已具备学习所必需的条件。胚胎发育的第 4 周，神经系统已经开始形成；6~7 个月，胎儿的大脑已具有和成人的大脑一样的沟回及皮质的 6 层结构，各种感觉器官逐渐形成，因而胎儿对来自母体内外的各种刺激都能做出不同的反应。此外，胎儿与母体之间存在一套信息传递系统，这为胎教的实施提供了途径。母子之间的信息传递是双向的，即可由胎儿向母亲，也可由母亲向胎儿传递信息。

那么在医疗元宇宙中胎教有何突破呢？首先，在元宇宙里天马行空的想象可以使母亲的思维得到彻底的绽放，美丽的风景可以使母亲身心愉悦，悠扬的音乐可以增进胎儿的反应能力，最值得一提的是，母亲可以和自己的胎儿更加准确地互动。由于虚实结合是医疗元宇宙中重要的特点之一，所以在 6~7 个月以后，胎儿可以以具体形态在元宇宙里存在，虽然不能进行语言上的交流，但行为反应在这个阶段已经基本形成。母亲的虚拟影像可以与胎儿的虚拟影像分离，双方进行一些有律动的动作游戏，这样可以帮助胎儿的前庭神经系统的生长。母亲在与胎儿的互动中，感受到了母爱的伟大，为自己孕育新生命而感动，身心的愉悦对于胎儿的成长也是十分有益的，元宇宙将成为一个孕育伶俐宝宝的梦幻乐园。

元宇宙儿童学习障碍的治疗

1. 儿童学习障碍研究现状

在世界各国的基础教育领域中（发达国家也不例外），学习障碍儿童在各年龄段都有一个相当稳定的比例。国外调查资料表明，学习障碍儿童人数占学龄儿童总数的 4%~6%，在某一项或多项功课学习中存在困难的学生有 13%。国内杭州地区的一项调查也表明，在校学生中有 17% 的儿童存在不同程度的学习困难。可见，相当数量的学习障碍儿童的存在，严重困扰教育的发展，尤其影响义务教育质量的提高。

西方研究者对学习障碍的研究由来已久。从 1896 年至今，已有一百年的历史。我国对学习障碍真正含义上的研究始于 20世纪 80 年代末。虽然起步较晚，但随着教育改革的深化和科研意识的提高，此项研究已引起各界的广泛关注。为帮助学习障碍儿童摆脱困难，促进教育的发展，提高教育的质量，对学习障碍的研究已成为世界范围内基础教育的一个重要的科研课题。

纵观学习障碍研究的发展线索，从渊源上看，最早起源于医学界。1896 年摩根发现词盲现象，从医学角度确定学习困难的概念。到 20 世纪 50 年代，西方研究者对学习困难成因的认识由大脑器质性损伤转向轻微脑功能失调；对诊断与矫正的研究由阅读困难转向感知 – 运动障碍；研究角度由医学逐渐转向心理学、教育学。60 年代以来，研究进入整合时期，主要侧重于临床心理学、神经心理学。一方面涉及诊断界定，另一方面涉及矫治和干预。在学术界有代表性的学者是美国特殊教育家柯克（S.A.Kirk）和教育心理学者罗伯特和威廉特。70 年代以来，研究出现了学派林立的局面。在世界学术界影响较大的有三个：美国官方教育部门对概念做了界定及提出了确定学习障碍的基本方法；美国南加州大学珍·爱尔丝博士提出了感觉统合观点；中国台湾学者何华国认为学习障碍的确定包括"筛选和诊断"两个步骤。80 年代以来，世界学术界对诊断与矫正学习障碍的方法的研究更深入，对类型划分的研究颇有成效。具代表性的学者有美国特殊教育家柯克，有 Chalfant 和 Mckinney，有美国心理和语言学家 H.R. Myklebust，有日本教育学者北尾伦彦，有我国台湾心理学者刘弘白博士，北京师范大学发展心理研究所第一任所长林崇德，杭州大学心理学系教授吕静等。90 年代以来，世界各国的研究者从注重理论的探讨逐渐转向偏重实际操作的研究，学术界呈现出学派林立、成果涌现的局面。

2. 元宇宙儿童学习障碍治疗

布布在上小学之前，一切都很美好。幼儿园时期的他早早地跟着家人学习唐诗、口算加减法，学得很快，学什么会什么。见到别人会礼貌大方问好，无论在幼儿园还是在小区，很受大家的欢迎。

但上小学后，一切都发生了改变。家人渐渐感到他学习上的吃力，尤其是上小学二年级后，语文理解题及数学应用题总是空白或者答案错误百出。汉字怎么教也教不会，怎么记也记不住。妈妈三天两头接到老师电话，一会儿是孩子阅读理解力差，一会儿是写字不过关，最让人难受的是，孩子几乎每次测试都在班里垫底。后经专业儿科医生评估，布布患上了学习障碍症。

学习障碍症的孩子常伴有多动、冲动、注意力集中困难。布布经过了很长一段时间的治疗和康复训练，身体逐渐恢复，学习上也渐渐取得了进步。

那么布布的学习障碍症在医疗元宇宙中是否会有更快更好的治疗方法呢？

在元宇宙时代，孩子自从进入了元宇宙时空里就等于进入了课堂，父母的唠叨和训斥在丰富多彩的元宇宙世界只占据很小的部分，久而久之父母也就放弃这些无效的行为，取而代之的是兴趣这个最大的老师，渐渐地，孩子就成为这个时空里的主人。在这个沉浸式的环境里，孩子可以尽情地实现那些天马行空的梦想。不仅如此，孩子们还容易将所学到的知识融会贯通、学以致用。比如，孩子在学习"鱼"这个汉字时，他可以看到汉字从甲骨文时代到现在的演变情景，这样，孩子们看到的都是真实还原当时历史场景的孪生影像，这样也有效避免了因接收到各种媒体杜撰出来的故事而对历史有偏颇认知的情况。同时，"鱼"的场景也可以幻化成数学场景，通过数量的变化来教给孩子们加减乘除的计算方式。同理，在与外国人交流时，听听他们把"鱼"叫什么，这样还能快速学习到多国的语言。穿越各个时空场景的学习，孩子与各种虚拟角色的互动可使其更加深入地了解知识的结构体系，从而达到全面准确掌握知识的目的。

其实，不仅是我们常规认知的情景，甚至自理能力等生活方面的学习也可以在元宇宙中潜移默化地提升。还是刚才那个"鱼"字，其实可以发展到烹饪鱼的技巧，在元宇宙中可能有这么一种场景，通过"鱼"这个字，可以链接到一扇写着"烹饪技巧"大门，打开门就是"鱼"的各种烹饪做法。随着空间的拓展，还能了解相关器具的使用方法。可以说，在元宇宙里，孩子们的空间想象力和知识全面性得到了无限的扩展。

元宇宙里的事物，默认状态的现实世界的孪生镜像，只有在触动了某个按钮后才会出现穿越时空的现象。所以元宇宙对于儿童认知现实世界是十分有帮助的，而且真正能做到在认知世界的过程中有惊无险。

传感设备可将现实事物的影像、声音、感官、气味等通过编码的方式传送到元宇宙，然后再由儿童穿戴的传感输出设备解码到儿童所处的环境之中，这样就会使儿童用户对新事物调动起所有感官，最终达到全方位沉浸式的认知效果。儿童通过VR眼镜和传感设备进入到元宇宙世界里，全情投入地感受着丰富多彩的元宇宙。比如，儿童生物课上需要了解沙漠里的某种毒蛇，这在现实中实现起来比较困难。但在元宇宙中，儿童可以通过触觉去感受到蛇皮的质感，通过嗅觉去感受到毒蛇的气味，通过听觉去感受毒蛇出没不同地域的响声，通过视觉观察到毒蛇在沙漠中行进的方式等。儿童通过身临其境地、全方位地了解到了这种生物的全部生活习性，从而产生对学习的兴趣。这样，厌学的问题自然而然也就不复存在了。

元宇宙里的这种沉浸式学习方式，可以有效提高孩子对知识的专注度。特定的场景使孩子只学习那些他们该学的有趣的东西，而屏蔽掉许多现实世界中可能存在的干扰情况，进而达到快速认知世界并长期沉浸在充满幸福和喜悦的知识获取方式之中。

但是在元宇宙里也要注意对孩子因对某一方面过度痴迷而出现偏科的情况。对某一科目感兴趣，而对其他科目还是学习障碍，这也不是我们想要看到的结果。所以，对于学习场景的把控，家长或老师在元宇宙中的身份就显得尤为重要。在元宇宙里，家长和老师是学生学习的助手而非主导者。他们的作用就是使学生各科都不存在学习障碍，最好的情况是一专多能，精通一门但其他门课程也都不弱。若想达到这种效果就要调节好时空的过渡，这是家长和老师需要重点思考的一个问题。语文课文里有历史故事，历史故事中有数学元素，如何将学习中的各个学科的相关性在元宇宙里发挥得淋漓尽致，可能是未来的教育者和儿童学习障碍治疗者更应关注的问题。

我们来看看元宇宙对于儿童的神经系统发育都将会有哪些帮助。

神经系统有许多关键的基础功能单元叫神经元。神经元的主要作用就是通过接受整合传导和输出信息，实现信息之间的交换。我们平时常说的聪明人，就是神经元连接传导较好的人。儿童脑中神经元之间的连接要远远超过成人脑中神经元之间的连接。一旦儿童要适应所处的环境，其神经元之间的连接就要快速增长。周围的信息是通过适时开启与闭合的"窗户"进入人脑的，环境因素越丰富复杂，神经元之间的连接次数则越频繁，因此，就能更迅速地学习，更深刻地理解所学的意义。3~12 岁是神经元形成的关键期，在这个时期，儿童的大脑基本形成了独一无二的神经系统，从而影响到将来如何上学、工作或其他方面的经验。

所以，在这个时期的儿童如果能在元宇宙中最大限度地调动自己优质的神经元，淘汰劣质的神经元，就会为自己成为一个聪明人打下坚实的基础。据科学家分析，合理的饮食、适当的运动、积极的学习将会使更多的神经元发生连接。在元宇宙世界里，我们就重点看看对于这三点能有何促进功效。第一，合理的饮食。外界通过传感设备传进来各种饭菜的香味可以让儿童先选出一些自己喜欢的菜肴，元宇宙膳食智能虚拟管家随之通过对其偏好食品的分析，补全相对缺乏的食品以达到膳食均衡的效果。第二，适当的运动。在元宇宙世界里，可以跟外界的运动设备相连接，全面调动身体的各个机能在虚拟场景中尽情地释放。跑酷、攀岩、冲浪这些可能受到地域限制的运动，在元宇宙世界里可以完全超越时空的体验，让运动产生更多的快乐因子。第三，积极的学习。探索宇宙，穿越地心，回到过去，创造未来。在元宇宙世界里几乎是无所不能的。当然，我们在默认情况下，元宇宙里是现实孪生的场景，这样的学习是对现实世界的认知。而一旦启动了穿越之门，孩子们的脑中就会出现各种奇思妙想，头脑风暴也因此而展开，这将大大强化他们的发散思维，使他们发展成更有想象力和创造力的人才。

元宇宙还可以帮助儿童建立完善的人格，培养他们良好的个性发展和思维习惯，由于神经元网络会受到环境很大的影响，所以元宇宙正好为神经元的频繁连接提供了丰富的素材。进而使儿童可以更敏捷地进行学习，更深刻地了解所学的知识。元宇宙做到了让儿童接触到更丰富的新鲜事物，畅游在知识的海洋里。这比老师或家长的灌输式教育要更加符合神经系统的健康发展，进而全面激发个人的潜能。

元宇宙眼科治疗

1. 眼科发展现状

据中华医学会眼科学分会统计，我国 60~89 岁人群白内障发病率约为 80%，此外，根据国家卫健委数据，2020 年我国儿童青少年总体近视率为 52.7%。我国眼科需求潜力巨大。目前，我国眼科医院诊疗人次呈上升趋势，病床使用率有待提高，床位工作效率有所提升。

2014—2020 年，我国眼科医院诊疗人次呈上升趋势，如图 5-9 所示。2020 年，受疫情影响，增速放缓。我国眼科医院诊疗人次为 3462.6 万人次，同比增长 0.85%。

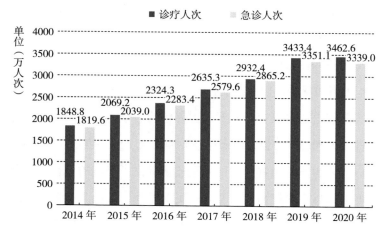

图 5-9　2014—2020 年我国眼科医院诊疗及急诊人数

数据来源：智研咨询。

随着眼疾患者人数的增加，眼科专科医院也逐年增加，如图 5-10 所示。2020 年中国眼科医院数量为 1061 家，同比增长 12.3%，其中非公立眼科医院数量为 1005 家，公立眼科医院数量为 56 家。

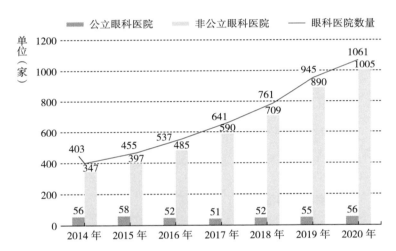

图 5-10　2014—2020 年公立与非公立眼科医院数量

数据来源：智研咨询。

2014—2020 年，我国眼科医院入院及出院人数呈上升趋势，如图 5-11 所示，且入院人数略高于出院人数。2020 年，受疫情影响，我国眼科医院入院人数和出院人数分别为 213.3 万人次、212.8 万人次。

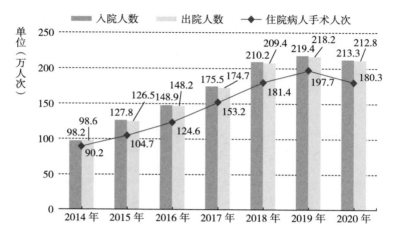

图 5-11　2014—2020 年我国眼科医院入院及出院人数

数据来源：智研咨询。

2. 元宇宙眼科治疗

案例分析：

李某，女，45 岁。因左眼被钢丝弹伤 1 小时至某二级医院就诊。眼部检查：左眼 FC/20cm，左眼球结膜混合充血（++），角膜中央偏上方见一个穿通伤口 2mm，创口闭合，睫状体压痛（+），KP（+）Tyn（+），前房稍浅有渗出，瞳孔 5mm，虹膜纹理模糊，晶体前囊破裂、混浊，眼底窥不见。右眼正常。辅助检查：左眼眶 X 线摄片未见金属异物影。入院诊断：左眼角膜穿通伤；左眼外伤性白内障；左眼玻璃体积血。予抗感染散瞳等处理。入院后第 2 日，左眼前房稍浅，下方有少许积脓，皮质溢出，眼底窥不见。入院第3日，角膜穿通伤口少许渗漏，前房浅，下方仍有少许积脓。上午9时30分，在表面麻醉下行"左眼角膜缝合术"血常规示：WBC升高为$11.4×10^9$/L。术后第二日（入院后第4日），左眼前房深浅正常，渗出吸收，晶体混浊，皮质溢出。左眼A超检查。下午3时30分，在表面麻醉下行"左眼超声乳化＋人工晶体植入术"入院第6日，左眼角膜混浊，前房下方积脓1mm，人工晶体前有渗出，左眼B超检查：玻璃体全段混浊，诊断"左眼眼内炎"，拟行"左眼玻璃体切除术"根据病人及其家属要求，病人转至某三级医院诊治。当日在局部麻醉下行"人工晶体取出术＋玻璃体切除术＋眼内光凝＋硅油注入术"，症状无任何好转。在左玻璃体液培养示"假单胞菌"后，在局部麻醉下行"左眼内容物剜出术"。

双方争议的焦点是：患者认为：第一，治疗方案延误、手术时机选择不当，造成左眼外源性感染发生。第二，医方未履行告知义务。第三，医方的医疗过失行为构成了医疗事故。医院认为：第一，未违反诊疗操作常规。第二，诊断明确，手术适应证掌握无误。

经专家现场鉴定给出结论：病人左眼缺如，结膜囊深，未见收缩，不充血。鉴定分析如下：①患者因左眼被钢丝弹伤导致角膜穿孔伤、外伤性白内障，诊断明确。②医院在诊断、治疗、抢救过程中符合医疗诊治常规。③白内障急诊手术指征明确、治疗及时，医疗过程中无过失行为。④患者的继发化脓性眼内炎与眼外伤外源性感染存在直接关系，而与医方的医疗行为无因果关系。⑤结论：本病例不属于医疗事故。

综上所述，由医疗事故的责任主体也不都是医疗机构，也可能是自身病症的特点所致，之所以会产生纠纷还是对医疗过程是否合规的认知存在分歧。

在医疗元宇宙时代这种分歧是否减少，甚至完全杜绝呢，答案是完全有可能的。

在医疗元宇宙时代，虚拟诊断的流程是否规范是有医学影像记录可查的。与普通的文字证据和图片证据不同，虚拟影像的证据是动态呈现的。这些影像可以真实地反映出医患诊断的整个过程中每个细节，从而实现真相只有一个的取证效果。就以上述眼科检查为例。如果当时患者家属是亲身经历了整个诊治过程，看到了整个操作流程并第一时间与规范做了比对，那么很可能就不会再对手术时机、医疗过失等问题提出质疑了。至于是否进行了告知义务，整个过程影像清楚明白的在那里展示，想要无中生有是很难的。

孪生影像的有据可查不仅是在出现医疗纠纷时有用，也是进行后期的病历诊断检查十分有价值的参考资料。对于患者来说，后期如果出现一些症状，医生可以通过此次诊断的过程了解是否是这次治疗所产生的并发症，在排除了医生治疗问题之后，还可以了解是否是用药上的不良反应，最后再考虑患者自身在医疗过程存在哪些问题，这样可以将病症可能存在的人为因素一一排除，最终针对疾病本身去治疗。

这种诊断过程的孪生影像对于医疗教学也很有价值。如果是诊断存在失误的医学影像，医疗学生可以从真实的情景中吸取教训，这样印象会更深刻。如果是规范的流程，学生们通过影像的模仿可以很快地上手，尽早达到一位合格的医疗从业人员应有的能力。

针对手术本身，医疗元宇宙也有着得天独厚的优势。在医疗元宇宙里，医生通过虚拟现实技术全方位地观察需要手术的器官或组织，通过智能分析准确靶向定位，精准地处理病灶，最大限度地保护健康的组织细胞。医生在遇到一些罕见病例时，还可以调阅以往的相关手术影像，提前做好模拟手术预演，通过以往手术与本次手术的全真影像比对，医生可以比较容易地找到本次手术重点和难点，快速形成一套成熟的手术方案，最终达到手术的万无一失。

医疗元宇宙的手术还有一个特点就是患者可以通过脑机接口进入医疗元宇宙中，也就是说患者可能出现全程观看自己手术过程的情况。出现这种情况的好处就是，由于患者在手术过程中是有意识的，医生可以为患者边讲述边操作手术，交互式的手术患者可以清晰地了解整个手术过程的情况和自己病灶的情况。这些，对于术后患者有针对性的康复训练提供了更为可靠的依据。

在现实中还有一种情况，就是某种疾病，外科手术开了一次刀后，还会发现机体内部有其他的病变，有时在对其病症不确定的情况下，医生往往采用保守的手术方案。但在医疗元宇宙中，手术预演是可以对患者机体的孪生影像做一个更为细致的分析，从而更加明确内部各种病灶的发病情况，并通过各科会诊确定最为合理的手术方案，从而实现开一次刀解决所有病症的目的。

就手术而言其本身的作用是要祛除疾病，但是术后伴有疤痕的问题常常困扰患者。医疗元宇宙针对这一问题也会有较好的解决办法。在手术之前，首先就要通过元宇宙大数据分析，先要排查手术对象是否是易留疤痕的体质。如果是疤痕体质那么就要根据伤口的位置情况，看看是否需要做进一步的抗疤痕放疗。针对这类人群，手术缝合创口要更为精细、耐心。就像本次案例，术后疤痕在眼角，由于是处于面部这种重要的位置，手术同时需要通过元宇宙的虚拟成像技术，对于眼角伤口加以微整容调整。通常，外科手术医生重在救治生命，往往会忽视医美方面的问题，因而术后可能导致患者还要花费高额的费用去医美，形成二次开刀。但是，在医疗元宇宙中，虚拟外科医生可以通过手术机器人执行常规手术，在常规手术完成之后，虚拟医美整形医生可以继续进行医美性质的缝合类手术。这样一次手术就完成了，祛除病痛和达到医美效果的双重效果。让患者既减少了医疗支出、又避免了二次开刀的痛苦。对于术后的效果，患者通过脑机接口在元宇宙中可以第一时间看到，并可以及时沟通。如果说其他部位还有类似的疤痕，患者可以及时提出，要是这样可能还会产生附加的治疗效果，瞬时产生的医疗费用，患者通过元宇宙身份签名确认后，自动从其医疗账户划走费用。这种术中医患讨论附加治疗效果和术中支付方式，在目前的现实手术中是很难实现的。

第四节　本章小结

受制于传统的医疗条件限制，医生的工作场景主要是医院，然而伴随着医疗元宇宙的到来，医生工作的场景将不仅局限于医院，新技术的运用使得医生工作地点多场景化，诊疗模式也更加多元化，同时将医患关系社交化。不仅如此，新技术的运用更加要求医生一专多能，医疗虚拟医生的运用使得医生从小病小患中解放出来，从而催生出更多的元宇宙专科医院，这对于提高医生专业技术水平、提升医院运行效率具有重大的意义。

第六章

医疗元宇宙家庭的场景实现

在医疗元宇宙的情境下，家庭是健康养护、就诊就医的重要场所。患者首先具有元宇宙生活所需的稳定网络、传感设备、显示设备，在此基础上配备家庭医疗设施，在实现元宇宙医院问诊就诊的基础上，延伸出元宇宙健康养生、医疗美容、自救急救、健康养老、家庭诊疗，以及流行病防治及慢病管理等场景功能。

第一节　健康养生

《"健康中国 2030"规划纲要》提出，到 2020 年，我国健康服务业总规模达到 8 万亿元以上，2030 年达到 16 万亿元，发展空间巨大，国内大健康产业蕴含更大的发展机遇，近年来，我国养生理疗市场规模逐渐变大，如图 6-1、图 6-2 所示。政策利好的环境促使资本涌向大健康领域，健康产业蓬勃发展。相关企业不断开拓创新，从整体容量、涵盖领域、服务范围方面拓宽健康产业的边界。与此同时，人们的健康养生意识提升，健康消费支出呈现上升势态，国内大健康产业欣欣向荣，大健康企业也将站上风口加速成长。

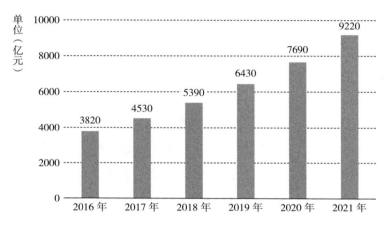

图 6-1　2016—2021 年中国养生理疗市场规模及预测

数据来源：普华永道。

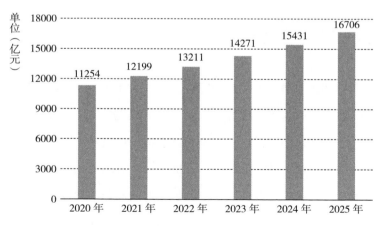

图 6-2　2020—2025 年健康养生产业市场规模

数据来源：普华永道。

大健康是根据时代发展、社会需求与疾病谱的改变，提出的一种全局的理念。它围绕着人的衣食住行以及生老病死，关注各类影响健康的危险因素和误区，提倡自我健康管理，是在对生命全过程全面呵护的理念指导下提出来的。它追求的不仅是个体的生理健康，还包含心理、社会、环境、道德等方面的全面健康。大健康贯穿每个生命个体成长的方方面面。因而，大健康产业的覆盖面也尤为宽广。目前，我国大健康产业涵盖医药、医疗、健康养老、保健品、健康管理服务五大基本产业群体。康养服务是一种更广泛意义上的诊后治疗，包括健康状态下的健身、休闲、养生，亚健康状态下的健康监测、疾病防治、康复保健，以及临床状态下的症状监测、医疗护理等。医疗康复与健康养老都是大健康产业中的重要组成部分。

互联网医疗下的线上康养产业已经初具规模。一方面，互联网医疗已经能够充分利用物联网、云计算、大数据、人工智能等数字化技术，协同整合医院、社区、养老机构、保险机构等医疗康养资源，通过远程监控、远程诊疗、远程健康管理等新型的健康医疗模式，充分利用现有医疗资源，为慢病人群、亚健康人群、老年人等群体提供多层次、多样化的康养服务。另一方面，在生态集群的效应下，互联网医疗有助于垂直细分环节的创新深耕和协同发展。

医疗元宇宙将进一步推动两者的深度融合，逐步满足市场日益增长的对医疗、康复、养老一体化的医康养服务需求，助力形成参与者多样化、服务专业化、产业环节联系紧密的医疗大健康生态。在医疗元宇宙时代，健康管理服务技术水平得以实现超越式发展，健康检测评估、咨询服务、调理康复和保障促进等为主体的用户家庭健康管理机制将成为 AI 技术与健康产业的有力结合点。

健康管理服务

养生包括饮食、睡眠、运动、情绪调节等方面，贯穿于日常生活中。近年来，养生在年轻人群中如"Z 世代"（1995—2009 年出生）也逐渐流行开来，如图 6-3 所示。家庭医疗元宇宙场景接入个性化养生系统，对用户的食谱、运动量、睡眠时间做一系列的规划，从整体上提高养生链条的科学性。全息技术为未来元宇宙健身提供场景，虚拟数字人私人教练可以根据用户体感设备进行动作指导和运动监测，元宇宙健身房同时也可满足用户足不出户的健身需求。

在互联网媒体环境中，养生知识与保健产品林林总总，这些会使消费者陷入迷惑。老年人轻信"治病偏方"与所谓的"专家养生"，更容易受到谣言的蒙蔽。元宇宙养生的科普知识则可以有效利用专业医师资源，从源头上提高健康科普质量。

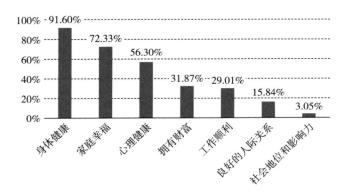

图 6-3　Z 世代生活态度注重占比分布

数据来源：融 360 维度。

1.AI 家庭医生体检

自行体检是家庭医疗元宇宙的第一个环节。以医疗大数据、云平台，医疗信息化平台、可穿戴电子设备、医疗 AI 为主的医疗硬件或技术平台，使互联网医疗的数据采集分析、设备互联互通、智慧医疗成为可能。

当前，患者的医疗健康数据均存储在各医院中，各医院的信息相互独立、无法交互。一方面，患者必须带着相关的手写病历或打印电子病历就医问诊，面临诸多不便。另一方面，医院之间尤其是上下级医院之间的信息不通，实现医疗资源合理利用的分级诊疗更是行事艰难。然而，打通各医院的系统实现医疗数据交互的方式显然不太现实，巨大的工作量、高昂的成本、数据交互的安全等，都让医院望而却步。于是，我们需要换一种解题思路。患者对自己的健康医疗数据具有所有权，因此，建立以患者为中心的基于区块链的电子健康档案，能够低成本、高效率、更安全地完成患者的健康信息交互。同时也为后续患者的元宇宙医院就诊提供了随时可查的病历。

2.AI 家庭医生常规诊断

用户的身体指标经由体感装置实时同步到 AI 家庭医生系统，其智能算法功能可以为用户做出病情诊断。用户在出现疾病趋势时被及时提示预警，之后病情确诊与治理方案得以做出。当用户病情较为复杂，仅靠 AI 无法确诊时，AI 家庭医生将给出进一步诊治的建议。

保健食品产业

保健食品是指声称具有特定保健功能或者以补充维生素、矿物质为目的的食品，即适宜特定人群食用，具有调节机体功能，不以治疗疾病为目的，并且对人体不产生任何急性、亚急性或者慢性危害的食品。近年来中国保健食品行业规模也不断扩大，如图 6-4 所示。2016 年 7 月 1 日起，《保健食品注册与备案管理办法》正式开始实施，我国对保健食品采取"注册"与"备案"双重保障的管理模式，保健食品行业监管日趋严格。截至 2020 年 2 月底，我国保健食品批文总数达到 16535 个，其中国产保健食品滋补品为15752 个，进口保健食品滋补品为 783 个。目前我国市面上比较热门的保健食品的保健功能主要集中在调节免疫，占 28.8%。之后是补充维生素（14.9%）、抗疲劳（12.9%）及补钙（10.2%）等。

随着社会整体健康养生意识的提升和保健知识的普及，人们对保健品选择趋于理性，由一味抵制或不加区分地全盘接受转为自主选择适合个人身体情况的保健品。我国传统保健食品的消费人群以中老年群体为主，随着中国社会的老龄化趋势不断加快，老龄人口规模不断扩大，老年群体对于营养保健食品消费需求的稳步增长。同时，伴随营养保健食品消费人群年龄阶层不断扩大，中青年人群更加关注自身健康状态调整，对营养保健食品的消费需求快速上升，市场从而表现出旺盛的需求。

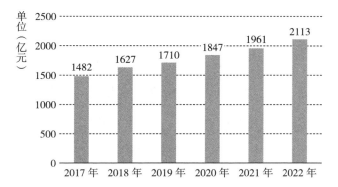

图 6-4　2017—2022 年中国保健食品行业市场规模预测趋势图
数据来源：中商情报网。

目前，消费者购买保健品多受到广告宣传的影响，或受到药店的推荐而选购功能分散化、营养补充不够明确的保健品。老年群体更容易受到保健品营销的蛊惑，购买大量实则不适合个人身体状况的保健品。

医疗元宇宙家庭场景中的 AI 家庭医生则使用户的个人健康管理形成从检查到调整的闭环。在元宇宙家庭体检环节，AI 家庭医生获取用户身体指标，并对用户健康状况做出评估，进而开具个性化的保健食品清单，使营养保健的目标更为清晰。消费者在购买保健品时对于保健品功能的需求更为明确，这就促使单种营养保健食品功能向专一化发展。消费者对于营养保健食品需求的多元化也将带动产品的多样化。

第二节　医疗元宇宙美容

20 世纪以来，医疗整形美容逐渐进入人们的视野，一度陷入无序的混乱状态，"网红脸""整形贷"等现象拉低了人们对医美的好感。舆论对医疗整形的包容度也比较低。根据"百度指数"对于关键词"医美"的统计，2011 年至 2015 年"医美"的热度迅速上升，在 2015 年以后迎来了广泛的关注，近两年来受到新冠疫情的冲击，医美热度有所回落。

从医美的消费地理区域来看，近三年来二、三线城市的消费人群占比连续上升，医美消费主力军已从北京、上海、广州、深圳向新一线城市转移，向二、三线城市下沉式发展。这显现出不同地域对医美行业强大的市场需求。而对医美机构来说，面对如今竞争愈加激烈的医美市场，通过投放和营销方式获取新客源已是捉襟见肘，精细化运营迫在眉睫。据天眼查数据，截至 2021 年 11 月 8 日，企业名称或经营范围含"医美、医疗美容、整形"类企业 2021 年注销数量同比增加 64.32%（图 6-5、图 6-6）。

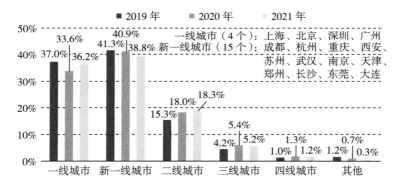

图 6-5　2019—2021 年医美消费人群占比

数据来源：新氧数据颜究院《2021 医美行业白皮书》。

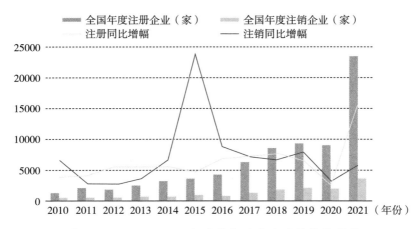

图 6-6　2010—2021 年医美相关企业存续整体趋势

数据来源：新氧数据颜究院。

医美规模的迅速增长、消费者接受度的不断上升，离不开非手术类项目的快速增长。根据白皮书数据显示，非手术类医美市场快速发展，2019 年至 2021 年，非手术用户占比持续提升，从 72.6% 提升至 83.1%。医美行业的光电技术一直在大踏步向前发展，同时在很多方面代替了医生传统、笨拙的方法。"现在医美的趋势是微创化。风险程度低、恢复时间短，做完就能上班，我把它称为是'午餐式美容'，就像吃饭一样方便，同时价格也较为适中，偏大众化。"

医疗美容的发展与局限

1.AI 医美现状：市场缺乏核心竞争力

目前，AI 医美的产品实现落地的非常少。即便有，也多偏向于美妆美发方面的问题，其与医美有本质差别的。咨询式的虚拟助手，功能主要是提供相关建议。比如松下的智能化妆镜、宜家魔镜等，借助家居产品承载了语音形式的数字虚拟助手，具有人机对话、回答用户美容护肤问题等智能交互功能。一些产品以皮肤测试为切入口，比如美图美妆 App，其采用了 AI 测肤技术，但是与专业医疗美容仪器相比，手机摄像头收集的皮肤图像在各个方面都无法达到精确检测的效果。

医美行业的 AI 产品进军皮肤管理领域的占大多数，且大多数的科技重点放在客户的个人数据管理上，比如上文中提到的

皮肤智能解码仪，它能够检测到关于皮肤的多元数据，再通过
AI 技术去分析这些数据并得出结果。于是，产品的不到位导致
AI 医美市场缺少了核心竞争力，浅层的 AI 应用占据了大市场，
产品和服务的质量依旧满足不了人们的需求。

2. 整形手术风险较高

随着我国医疗美容行业快速发展，大量非法经营的医美机
构充斥市场。据统计，2019 年非法经营的医美店铺数量约 8 万
家，远超合法医美机构数量。据 2018 年医美行业白皮书显示，
每年医美整形发生 4 万起医疗事故，平均每天约 110 起。早在
2012 年，根据整形失败相关的数据，我国平均每年因为整形美
容导致毁容投诉的多达 2 万起，甚至有因整容手术而不幸离世
者。2010 年，新华网曾报道，"超级女声"出道的歌手王贝在整
形手术后的 2 个多小时突发症状，经过抢救治疗无效，因呼吸
循环衰竭死亡，年仅 24 岁。民营医美机构资质良莠不齐，进行
虚假广告营销宣传，为了经济利益不顾患者安危等整形行业乱
象，也使得医疗美容一度处于舆论的风口浪尖。触目惊心的医
美事故使大多数人失去了对整形行业的信任，唯恐避之不及，
这限制了行业的正规化发展。

3. 审美单一的"网红脸"与整形成瘾

2015 年的网络流行词中，"蛇精女"一词形象地反映出医

美整形对于尖下巴的过度追求，一系列图片中，过大的眼睛、尖如细锥的下巴充满着不协调的过度整形色彩。因整形而走红网络，"网红脸"逐渐成为千篇一律的整形脸的代名词。医美机构过度营销，夸张地渲染了整形的效果。网络文化中对于女性美的畸形价值观触发了一些人的"容貌焦虑"。整形成瘾，整形低龄化等现象出现，甚至针对医疗整形消费的"整形贷"也出现过，一些大学生由于对美的向往而背上巨额债务。

元宇宙医美应用

1.3D 模拟整形效果，选择最优整形计划

互联网时代的医疗美容类 App 获得较大用户基数的原因在于，它根据互联网移动端的面部识别技术，为用户提供初步的整形建议。不仅如此，结合美颜相机的功能，医美 App 向用户呈现出不同的整形方案下的最终效果，这降低了由于整形方案不合适带来的整形失败的风险。在此基础上，元宇宙技术将更进一步拓宽医美辅助系统的功能，从 2D 到 3D，为用户全息模拟整形后的效果。将 AI 换脸技术引入医美应用系统，用户在术前 360° 全面审视整形后的面部形态，这极大地提高了医疗美容的效果呈现功能。

2.VR 面诊跨越空间距离，提高医美诊疗效率

当前，优质医美资源集中在一线城市和新一线城市，一些就诊者不惜千里迢迢来到北京、上海、广州等城市寻找一流的医美整形资源，甚至通过整形中介到韩国等整形产业更成熟的国家接受手术，不仅提高了患者的就医成本，更降低了医美行业的诊疗效率。受到地域的限制，优质整形资源没有实现效果最大化，相反地，滥竽充数的整形机构却被给予了充分的生存空间。元宇宙的虚拟现实交互属性解决了医疗美容远程面诊的距离问题，一线整形医生坐在 VR 设备前就能接诊全国的医美用户，优质整形医生资源得以最大限度发挥；各地医美机构可提供线下接诊空间，为医生的远程手术提供技术平台与操作场所，这大大提高了本地医美机构的诊疗水平；对医美用户来说，远程面诊和远程手术节约了时间成本，更有利于用户的术后养护和复诊。

3. 元宇宙虚拟人美容顾问

无创伤类的医疗美容侧重于对皮肤的保养与治疗，体感设备和 VR 可穿戴设备将给医疗元宇宙美容皮肤保养带来丰富的产品应用。"AI+VR+ 体感设备"的皮肤检测不仅能获得人体皮肤的温度、湿度、清洁度、毛孔、皱纹、美白度、油脂、紫质、紫外斑等指标和晒伤度等各方面的数据，AI 算法还能进一步提

出护肤建议。借助元宇宙的虚拟交互模式，该检测仪器化身为数字虚拟人的形象，承担着用户的家庭美容顾问职能，其结合用户皮肤状态，为身体各项指标准备做出诊疗判断，再配备水光针、激光等仪器设备，满足日常居家操作的自诊与使用。

4. 美容牙科：美牙扫描仪大数据分析预测牙齿变化

在美容牙科方面，大数据技术结合人工智能系统对口腔卫生进行数据分析，在龋齿预防方面，患者的牙齿损伤程度得以降低，此外，其还能预测牙齿生长的走向，提出牙齿矫正方案。人类牙齿在没有外来干预的情况下，变化是有迹可循的，通过大数据人类牙齿生长与损坏的规律被人类发现，结合用户牙齿状态监测数据，大数据可以精准判断客户是否需要拔牙、补牙、根管治疗等基础治疗，或者种植、正畸等复杂治疗。尤其是对青少年用户来说，智能设备监测口腔情况，再通过大数据分析预测，能够及早对牙齿进行矫正。

5. 整形外科：5G+ 小手术远程操作

类似元宇宙医院诊治，元宇宙整形面诊可以打破物理空间距离，实现全球整形医生接诊。借助 XR 技术的护理机器人机械臂元宇宙医疗可以实现小手术远程操作，如重睑形成术、假体植入术、药物及手术减肥、彩绘等。较为常见的美容技术通过简易美容仪、美甲仪，家庭场景下的美容远程操作得以实现，如日常生活中的文眉、文眼线、美甲等。

6. 医生资质透明度提高，为患者维权提供渠道

在目前环境下，消费者面临严重的信息不对称，对医美机构的选择缺乏有效的信息做支撑，比如，一些曾经出现失败案例的整形医生瞒天过海，易地再就业，这对消费者来说存在巨大的风险隐患。

与元宇宙医生、医院的信息公开模式相似，医美整形医生的职业信息也受到用户评价反馈的影响，其将被载入区块链形式的医生职业信息系统中。患者依据自己的区块链电子病历中的整形手术记录，相对应地与主治医生进行反馈。如果患者整形失败，其上传自己的整形前后人脸扫描数据并发起投诉，经系统与人工核实无误，则这将对整形医生的专业评分产生重大影响。当评分低于一定水平，医生将被处以吊销营业执照等处理，这样的做法保护了医疗美容行业的从医规范与患者的安全性。

元宇宙技术将给医美产业注入新鲜的技术血液，带来更加智能化、更加便捷的新产品，在大众对于医疗美容具有更为科学理性的认识阶段，产品和产业升级将给医疗美容行业带来新的发展。

元宇宙医美发展趋势

1. 实体人整形需求下降，虚拟人美化需求出现

当人不再需要处处以"具身人"的形象出现，元宇宙中的人对应的虚拟形象的美化修饰也将迎来产业关注，未来，美业会由实体人拓展到数字虚拟人领域。伴随元宇宙的成熟应用而来的"M 世代"将更加适应数字消费习惯。2021 年也被称为是"NFT 元年"，一些国际时尚品牌推出了自己的数字奢侈品，例如，Gucci 在《Tennis Clash》《Roblox》《Drest》等多款游戏中推出了 Gucci 品牌的虚拟物品包，供玩家打扮自己的虚拟角色。除了衣着装饰，元宇宙用户的虚拟形象也能够通过设计师进行升级美化。类似互联网阶段的捏脸 App，人们在元宇宙中的虚拟形象也能经由设计师之手进行不断的优化升级，从而实现人们从现实到虚拟世界的对美的全面追求。与医疗美容不同的是，虚拟人的美化将由算法工程师或技术程序来实现，而不需要专业的手术。此外，元宇宙中虚拟形象在变美的同时，个性化与辨识度是更为重要的要素，因此，对于元宇宙虚拟人的审美标准不再仅仅是千篇一律的大眼睛高鼻梁。为了打造个人形象，元宇宙用户会在个性化和辨识度方面提出更高的要求。不过，对于人类形象的审美能力依然适用于虚拟人的美化行业。

2. 优质医美资源集中化

全息沉浸式面诊和远程手术的结合，最大限度发挥了优质整形医生的作用，全国乃至全球的消费者能够在当地接受国际一流整形医生的诊治。与此同时，医生信息"上链"，机构信息"上链"，有效地使患者获取真实的资质背景与以往病例情况，从而使患者规避黑心诊所和风评欠佳的医生，在一定程度上回避医疗美容带来的风险。此趋势推动医美行业中不良机构和不良医生的逐步自动淘汰。拥有大量消费者基础的医疗整形机构将成为一流医生、一流技术的集中之地，这将有助于更好地推动医疗整形行业的进步与发展。

但是，值得注意的是，尽管不良机构可以被淘汰，但是医疗整形的风险仍然存在。与外科手术一样，医疗整形手术必须经过消费者的知情同意，消费者需要在术前做好充分的风险预知准备。

3. 专业医美设施成家用普通电子设备

当下，光子嫩肤仪、热玛吉等专业化的美容设施由大型美容院提供，消费者享受专业人士操作的美容服务，费用高昂。随着非手术类医美市场的占有率提高，专业化的美容仪器在产业升级迭代中，最终会成为家庭中的一台普通电子设备。

根据数据，2021 年，消费规模占比最大的非手术项目是紧致抗衰、除皱瘦脸、玻尿酸，这些在整体市场中分别占比 14.55%、11.73%、9.53%。此外，以肉毒毒素注射为主的除皱瘦脸消费，则成为2021年下单人数最多的项目，消费人群占比达 16.93%。玻尿酸类消费，无论是消费规模，还是下单人数，都牢牢占据第三位。光电项目、肉毒毒素、玻尿酸加速医美消费大众化（图6-7）。

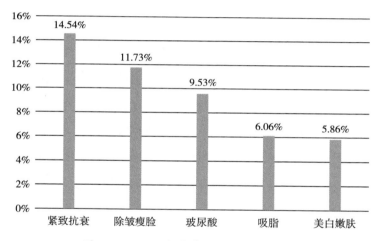

图6-7　2021年消费规模最大的项目

数据来源：新氧数据颜究院。

美白嫩肤、冷冻溶脂等项目，成为2021年消费增速最快的项目，同比增速分别高达416%和300%。医美用户对身体塑形需求也在逐渐走向精细化、非手术化，越来越多的人选择冷冻溶脂等非手术项目减脂（图6-8）。

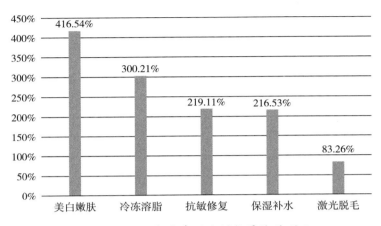

图 6-8　2021 年消费同比增长最快的项目

数据来源：新氧数据颜究院。

此外，家庭元宇宙的 VR/AR 技术支持消费者在家中实现元宇宙人工面诊，技术的发展将带来美容仪器成本的降低与操作便捷性的提高。美容数字虚拟人的出现，同样能够为消费者提出专业的美容项目咨询，在提高服务效率的同时，降低人工服务费用成本。

第三节　家庭自救急救

由于目前不同厂商的直接传感器设计功能各不相同，不同传感器因信号无法互通难以整合成为一个完整的反应系统链条，这大大限制了无线传感器的发展。在家庭医疗元宇宙场景中，这些技术将更为紧密地结合，成为家庭中疾病防范、老年人健康监护的硬件配备。

家庭急救系统

常见的家庭急救场景有烧烫伤、异物入眼、扭伤、气管异物、流鼻血、切伤、酒精中毒等，这类急救主要由突发事件引起，目前根据相关资料显示，中国家用医疗器械需求量不断上涨，如图 6-9 所示，家庭场景的医疗救助十分必要。但是因患者身边他人不了解急救手段，加上送医不及时，患者常陷入危险境地。

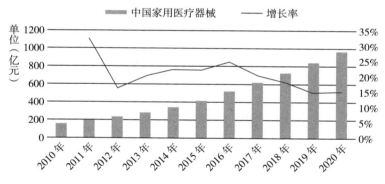

图 6-9　中国市场家用医疗器械销售规模及增长率
数据来源：公开资料整理。

元宇宙家庭急救系统则为紧急情况准确提供病情判断和应对救援演示。VR 与 AR 观看操作方法演示教程，患者本人或患者身边其他人通过实时的演示实施自救或他救。如常见的儿童气管进入异物导致的窒息，发作时间非常短，往往五六分钟就能致命。据不完全统计，我国每年因气管异物阻塞等导致窒息死亡的儿童近 3000 名，该数字占儿童意外死亡的 90%。被广泛应用于救治急性呼吸道异物堵塞患者的"海姆立克急救法"不仅适用于婴幼儿，对于成人、孕妇、意识不清醒的患者同样适用。在家庭医疗元宇宙的帮助下，家长根据元宇宙急诊医生的演示实施救援，元宇宙医生根据患者反应与体征数据及时指导亲属实施诊治，这能够减少救治不及时带来的致命伤亡。

远程除颤监测系统

埋藏式心脏转复除颤仪（ICD）植入术后起搏系统管理尤为重要，每 3~6 个月医生对植入术后患者进行诊室随访，但是医院诊室随访存在一定程度的隐患，尤其是这无法对患者的实时情况进行评估。根据 COMPA 研究报道，在定期随访研究中，有 71% 的患者无须调整治疗方案，这增加了医生和患者的时间成本。2002 年起，具有远程家庭监测功能（Home Monitoring，HM）的起搏器率先在欧洲开始使用，直到 2010 年才进入中国市场。起搏器植入术后，借助卫星或网络以定时传输和随时传输的方式，相关信息被传输到网络中心，医生再登录查看起搏器的日常信息及突发报警信息，及时发现病人病情变化并协助指导临床方案的变更。HM 功能能够实现及时对患者身体变化进行报警的功能，使患者的病情变化得到早期发现和处理，这保护了患者生命安全。此外，HM 还可以远程长期跟踪诊治疗效。

最后，对于无突发状况的患者，这也可以减少没有必要的随访，减轻患者及家属负担。对于植入 ICD 的高危猝死人群来说，它是有效的远程随访方式。

第四节　家庭健康养老

人口老龄化已经成为我国社会不可忽视的问题。根据预测，2030 年、2040 年、2050 年我国 60 岁及以上老年人口数量将分别达到 3.71 亿人、4.37 亿人和 4.83 亿人，80 岁及以上老年人口数量将分别达到 0.29 亿人、0.43 亿人、0.67 亿人和 1.08 亿人。其中，空巢老人、独居老人的出现将带来一系列社会问题（图 6-10）。

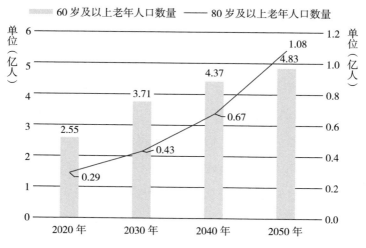

图 6-10　2020—2050 年中国老龄人口测算

数据来源：公开资料整理。

健康养老

随着智慧健康养老相关战略的同步推进，传统养老机构的数字化转型逐步进行。互联网智慧养老信息化平台，挖掘用户需求，深度赋能传统养老企业。医疗元宇宙技术、产品、服务提升催生新理念和新模式，为老年群体提供更优质的健康养老升级产品。

独居老年人自救

在养老行业，一场由互联网、大数据引领的技术革命也已拉开帷幕，随着中国人口老龄化进程不断加快，远程监护在养老服务中的应用将更为广泛，市场前景也将更为广阔。作为居家养老的一大主要服务类型，远程监护可视为上门服务的补充和延伸。在老人独自在家或出行的情况下，智能手表、体征监测仪等智能终端设备，可24小时实时采集数据，让子女或服务方及时获知老人需求，从而做出响应。在依托智能终端设备的远程监护类服务中，采集有关老人身体和生活状况的数据只是第一步，接下来的是将数据上传到云端，经过处理、分析，并由此衍生出一系列增值服务。比如与老年人健康相关的远程问诊、慢性病管理等，再如当老人发生跌倒、走失的情况时，系统可实现自动报警。而除智能手表、血压计等监测某一类或某几类身体指标的传统可穿戴设备外，新兴的养老机器人因能与老人实现语音交互，并集成了视频通话、紧急呼叫等多种功能，成为许多企业着重投入的研发方向。

95% 以上的老年人更希望住在自己家里，而不是到辅助设施健全的养老院生活。跌倒造成的骨折及后续并发症是老年人意外死亡的重要原因。目前已经研发出的老年人防摔倒智能设备能够有效保护老年人在日常行动中的安全。如加州大学洛杉矶分校研究者开发的"智能拐杖"，它借助力量感应器、动作传感器、加速针，增强了老年人走路的平衡性，效果显著。《经济学人》杂志曾报道过可植入的传感器鞋子，这种鞋子可以增强个人感知能力，降低摔倒的风险，一旦监测到穿鞋者不太平稳，鞋子便会立即做出调整，避免穿鞋者摔倒。"个人应急反应系统"帮助受伤老人呼叫救援。

第五节　家庭诊疗

辅助元宇宙医院全在线就诊

在医疗元宇宙场景下，数字就医是多数患者的就诊方式。结合前文内容，患者通过 AI 助手导诊，元宇宙连线医生在线诊断或者连线 AI 虚拟医生实现完全的自助诊断。因此，患者家中必须配备元宇宙连线的硬件设施与网络。为实时监测患者体征数据，患者必须在家中配备体检所需的穿戴式传感器设备，并且将监测数据传输到网络终端，以区块链电子病历的方式供医生查看。元宇宙就诊需要高清的呈现装置，患者在家中首先要配备元宇宙场景下的 VR/AR 设备。最后是稳定快速的网络端口。5G 能够实现近乎实时的信号传输，但在患者就医过程中信号要保障稳定。

元宇宙就诊的方式增加了家庭功能，未来家庭场景将配备小型的医疗空间，供患者日常的体检自测与居家就诊。家庭提供一般疾病的治疗空间，患者通过"送医上门""送药上门""机器治疗"和"辅助治疗"手段，最终实现治疗的目的。

家庭治疗

进入元宇宙时代，家庭将成为人类具身存在时间最长的实体场景，当工作、教育、社交、文旅、娱乐都可以在元宇宙虚拟世界中完成，人类的具身生活场所功能得以大大拓展。元宇宙医院场景满足了大部分疾病的在线诊治，但诊后用药则需要由元宇宙中的"虚拟人"回归到现实存在的"具身人"，家庭成为一般疾病的治疗场所。通常来说，常见治疗手段包括用药、注射、手术等。在医疗元宇宙当中，送医上门、送药上门和家庭机器人手术，将成为元宇宙医院治疗的最后一个环节。

1. 送医上门

传统医疗中，送医上门的家庭医生上门诊治是常见的行医方式，由于不需要仪器检测或西医手术治疗，医生可以当场诊断并开具药方，病人家属按需买药即可。随着大规模医院的建成，医生、医药、医疗器械资源集中在医院中，仅凭医生上门诊治不仅浪费医生时间，浪费医疗资源，也无法诊治一些较为复杂的病症。在现代社会中，送医上门主要体现在私人医生上门诊治和对"老、弱、病、残"特殊群体的社区关怀中。通常私人医生上门收费较高，且医生来源多为退休或兼职医师，局限性强；社区关怀中医护人员对长期卧病在床的老年人上门诊治，或对贫困地区的患者免费上门送医送药，体现医者人文关怀。而普通人患重病、急病时只能通过拨打 120 急救电话实现医护人员上门接诊，确保患者在第一时间得到救治。

医疗元宇宙场景下，凭借患者体感数据和 VR/AR 技术下的沉浸式元宇宙诊治，结合必要的医疗仪器检测数据，医生可以较为准确地判断患者的病情。可以说，元宇宙医院使送医"上门"成为现实，患者足不出户即可完成诊断。在救治阶段，一些需要包扎、注射等简单治疗操作的患者通过元宇宙医院选择专门类别的医护机器人上门治疗，构成从问诊、就诊到治疗的家庭诊疗链条。随着机器人成本的降低与智能程度的提升，简单的治疗手段可以通过医疗机器人来完成，这大大节省了医护人力资源。对患者来说，居家就诊则大大提高了就医的质量与心理舒适度，尤其对于一些急病患者来说，他们不需要经受交通与身体移动，病患身体痛苦得到了减轻。但是，送医上门也会存在医护机器人质量良莠不齐的情况，因此对机器人的消毒、保养与检修提出了高要求，监管部门对上门医护的资质审核显得格外重要。

2. 送药上门

目前，送药上门已成为外卖 App 和各大医药应用的常规业务，叮当快药、快方送药、1 药网、健客网上药店和药房网商城在《互联网药品交易许可证》允许交易范围内，提供万余种医药健康产品，涵盖了市面上常见的中西药、营养保健品、医疗器械、美容护理、孕婴用品等多个品类。互联网医疗模式下，送药上门解决了患者用药急的问题。

与互联网医疗的外卖购药相比，元宇宙"送药上门"最大的变革是实现了处方药外购。这得益于区块链电子病历的不可篡改性与可共享性，供药商可通过查看患者的电子病历确认是否提供处方药。在药物外送环节，人工智能机器人技术的发展与普及将带来送药机器人。例如 2021 年 3 月，日本神奈川县进行了"送药机器人"的运行试验。这款机器人可以自动行驶，最高行进速度为每小时 4 公里，和人步行的速度相当。医生开好处方后，机器人可以将处方药送到附近的患者家中，若行驶途中紧急情况出现，机器人控制中心还可以进行远程操控。

3. 远程手术

"5G+ 传感器设备"已经实现了远程手术操作的技术配备。

元宇宙时代，人工智能技术的进一步发展将带来可移动的便捷手术设施。通过操控机械臂，简单的手术可以在医院外的场景中得以实施。例如，当患者突然受伤时，手术机器人会迅速赶到，实施创伤清理消毒、伤口缝合手术，避免患者因移动而产生感染风险，有效减轻患者痛苦。

4. 辅助治疗

辅助治疗指在治疗原发病的基础上采用一些治疗手段，防止并发症的发生，促进疾病的恢复。例如脑梗死病人，他们可以接受一些肢体康复训练、语言训练、局部理疗等。经过元宇宙医院问诊、就诊与就医、用药之后，不需要住院的患者可以借助机器人助手实现居家辅助治疗。辅助治疗通过智能机器人来实现，减轻医院住院部门压力。患者居家实施术后康复治理更有利于家人陪护，这可以减轻住院给患者带来的经济与精神压力。

元宇宙术后康复

术后养护的重点是防止伤口感染，患者在家庭养护机器人的帮助下实现伤口消毒，换药等简单操作，这有效避免个人养护不当带来的感染。

术后恢复期患者的饮食禁忌增多，合理搭配健康的食谱配合患者恢复情况，补充营养物质，提升身体机能。患者手术出院后仍需要居家静养休息数月，患者在家庭中的饮食起居需要结合病情做出调整，营养食谱更能保障患者的身体康复。在家中静养期间患者可以使用元宇宙传感器设备日常监测身体机能，包括自己的体重、体温变化，肠胃运行状况，伤口愈合程度等。根据患者的恢复情况，虚拟数字人家庭助手自动生成食谱，结合营养学理念有针对性地开出术后健康食谱，这样则更加有利于患者恢复身体状态。例如，患者处于手术伤口愈合期，补充蛋白质有助于加速伤口的愈合，并为患者补充体能体力，因此患者要多食用鸡蛋、坚果、豆类、乳制品；静养期间患者活动量减少，其需要多搭配新鲜果蔬、全麦面包、谷物等高纤维食物，帮助患者消化；微量元素的缺乏可以通过香菇、海带、紫菜、蛋黄等富含微量元素的食物来进补。

医疗元宇宙家庭养护系统在及时制定调整患者健康食谱，生成适合患者个性化健康养护方案的基础上，为患者制订适度的运动计划。在休养后期其还帮助患者恢复身体状态，制定患者运动方案并实时监测患者身体状况，针对危险数据发出健康警报。

第六节　流行病防治与慢病管理

当人类迈入元宇宙阶段，流行病防治和慢病管理将得到更好的发展。流行病将在大数据、云计算、云传输、智能分析等技术的加持下得到更有效的防治，各类流行病数据和诊疗信息被同步到云端进行实时分析、监测，及时有效控制流行病的传播蔓延。慢性病也可以通过依托于数据模型、数字孪生、云计算等对慢性病进行有效的研究。

元宇宙促进流行病防治

元宇宙依托于区块链技术、交互技术、电子游戏技术、AI人工智能技术、网络及运算技术、物联网技术等拟构建一个沉浸、真实、智能、灵活生动的虚实融合的世界。而正是这些新特点为现代医学带来了新曙光。一直以来，流行病都是医学界和社会大众关注的焦点，流行病的产生、传播等易对大众生活产生许多不利影响，尤其是强传播性流行病。如不及时对其进行监测预防，非常恶劣的后果将会产生。尽管现代医学向着流行病研究方向不断进展，但目前流行病监测、预警、管理、分析、预防一体化的系统仍没能形成。当危重性、传播性强的流行病产生时，医学界往往还不能进行自如监控，因为当前体系化监控预防系统还没有形成。而元宇宙时代的到来，催生出了各类新兴技术，这些技术在未来能够帮助医疗建立疾病防控预警系统，使其能快速对流行病进行预警、反应、防治。

比如 COVID-19 病毒，它在全球的蔓延，一是因为病毒传播性非常强，且为新型病毒；二是因为医疗系统缺乏一个真正全面的数据分析库。元宇宙技术的兴起解决了这两方面问题。例如：韩国首尔科技大学的 Abir el Azzaoui 等研究人员公开了一个数字孪生和区块链技术相结合的、在人群层面管理 COVID-19

的框架。在这个框架中数字孪生和区块链技术相辅相成，两者将在数据同步传输、定位追踪、真实性、透明性等方面有突出表现。首先，区块链技术可以作为医疗监测防控系统的保证，区块链最明显的特征和优势是去中心化、可追溯、透明、防篡改。那么在这样一个去中心化系统中，数据记录可以被公开透明地储存起来，并不能被修改，这保证了流行病数据的真实性。与此同时，利用数字孪生技术生成个体数据信息的孪生体，这些数据包含输入性基础数据，也包含及时更新的各类数据信息，比如 COVID-19 各项检测信息。该系统以此记录个体状况，如有无感染，感染后有无再次感染，并持续记录追踪时间，生成个体流行病管理防控数据网络。每个个体通过数字孪生体都会生成专属于自己的数据网络，这些数据信息通过网络上传，可以被用于分析追踪定位信息，从而监测到密接人群。之后能够对密接人群进行监测追踪，记录上传信息。信息一经区块链，系统会根据患者患病的严重程度或密接者等级，分别向相应的区域管理者和患者本人发送数据信息，并自动根据位置信息和医疗资源数据为其分配医院。

　　未来云计算会发展到相当的程度，可以为上述监测防控系统锦上添花。届时数据可实现自动上传云端，被记录于区块链共享数据库中，同步分析并传输到各端，这将极大提高系统运作的效率和质量。

元宇宙提升慢病管理

目前，我国居民慢性病患病人数还维持在较高水平，如图6-11所示。元宇宙的发展非常有利于慢病管理，其对慢病管理水平的提升可以分成两方面的思路：一是基础医疗层，二是慢病研究，三是科普优势。

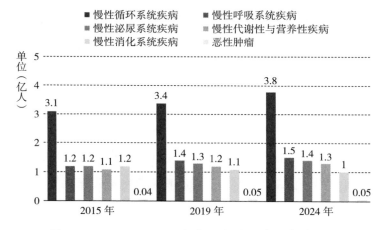

图 6-11　2015—2024 年中国主要慢病及患病人数

数据来源：前瞻产业研究院。

首先，在基础医疗层，云存储、云分析、人工智能等能够发挥巨大作用，它们可以有效解决医疗资源紧张、医疗服务短缺等问题。在基层，AI 智能可以填补基层医疗服务人员短缺，同时 AI 智能可以通过云存储、云分析等同步传输详细数据结果，提升基层大众的医疗体验质量。目前，已有相关人员呼吁将智能语音外呼作为公共卫生服务手段纳入《国家基本公共卫生服务规范》。同时出台人工智能慢病管理模式的管理规范、评价标准及考核要求，这些将基于人工智能的基层精细化慢病管理服务纳入医保收费目录，来鼓励人工智能慢病管理模式的规模化应用。其次，元宇宙各项技术有利于慢病研究。元宇宙中的数字孪生、3D建模、实时渲染、运算技术等技术可助力慢病研究，对慢病进行具象化拟真性模拟，再加上云计算、区块链技术加持，研究人员可更真实、更详细地进行病理学等方面的可靠分析，加速医学界慢性病研究进展。最后，慢性病在很多情况下是由不良生活习惯日积月累造成的，很多人对生活中的习惯并不在意，这也并未意识着慢性疾病具体是什么样子以及它们的危害。而元宇宙技术的发展可以向大众宣传预警这些"不良习惯"，通过3D建模、虚拟现实、实时图像渲染等技术让大众"亲身体验"这类疾病的发生及危害，来呼吁大家养成良好的生活习惯。

综上所述，步入元宇宙时代，医疗界在流行病和慢病管理方面将面临很多可能。这些技术可以帮助监控管理疾病，但是未来元宇宙技术发展到什么程度，以及能被医学利用到什么程度仍然是未知数。复旦大学大数据研究院医学信息与医学影像智能诊断研究所曾表示："我们正在做这种针对个体的数字孪生，现在虚拟与现实的结合是各行各业的发展趋势。基于数据和模型在虚拟空间开展个体化医学研究和实践，这属于智能医学的一部分，它也算是元宇宙概念的早期应用，但具体怎么做，我们还有太多的未知。"

第七节　本章小结

未来有相当部分的元宇宙诊疗是在家庭中进行的。通常来讲，养生、养老以及慢病的管理等将成为未来群众医疗活动中的主体部分。诸如此类的病患，家庭场景成为医疗的"主战场"，医疗元宇宙的出现极大地方便了有养生、养老需求的人群，使他们可以在家庭这一熟悉的场景下接受治疗，同时也帮助解决了某些急救条件下缺少医疗人员的弊端，使医生等医疗资源的分配更加合理，让平等的医疗资源进入普通百姓家真正得以实现。

第七章

医疗元宇宙创新的深度应用

　　近年来，在医疗大数据、云计算、物联网等技术迅猛发展的情况下，一批新型的医疗科技产品也应运而生。这些相关产品在医疗元宇宙中得到了更为广泛的应用，其中有突出代表性的就是机器人技术、医学检验技术、生物医药技术和中医治疗技术。

第一节　在机器人领域的深度应用

目前医用机器人的使用现状

　　医疗机器人经过几十年的发展，已经广泛存在于医疗过程的各个环节并发挥着重要的作用。我国的医疗机器人也已经从早期的模仿国外先进产品发展到了如今的自主创新阶段。特别是在疫情期间，医疗机器人得到了广泛的使用。2020 年 1 月 19 日，为了避免交叉感染，美国医护人员远程操作着配有各种传感设备的机器人对患者进行治疗。2 月 6 日，日本生产的物流机器人，实现了医院无人配送。2月7日，中国移动联合产业链推出的5G医用测温巡逻机器人进行巡逻测温。2021年10月，唯迈血管介入机器人ETcath已在安贞医院由周玉杰教授团队完成首例经皮冠状动脉介入治疗手术（PCI），该血管介入机器人实现了高精度导管导丝仿生学推送、导丝触觉感知、多类型导管控制、3s无菌盒快拆等血管介入手术机器人的关键技术突破，如图7-1所示。

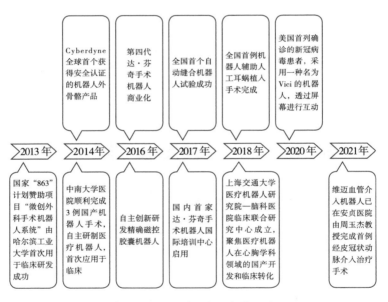

图 7-1 医用机器人发展历程

数据来源：前瞻产业研究院。

纵观我国医疗机器人产业的发展情况，其总体也呈上升趋势。当前我国医疗机器人应用分布主要集中在三级甲等综合性医院及部分公立医院，市场规模仅占全球医疗机器人市场规模的 5% 左右，市场普及率还有很大的提升空间。

近年来，我国明确提出要发展"医用机器人等高性能诊疗设备"。2020 年我国医疗服务机器人市场规模达 59.4 亿元，如图 7-2 所示。

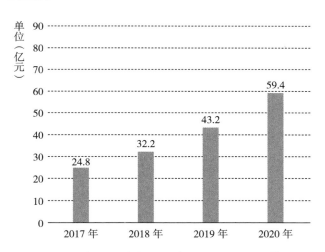

图 7-2　中国医疗机器人市场规模预测趋势图
资料来源：中商产业研究院。

根据弗若斯特沙利文（Frost Sullivan）①的资料，医疗机器人市场规模由 2015 年的 30 亿美元增至 2020 年的 83 亿美元，复合年增长率为 22.6%。预期全球手术机器人市场将继续快速增长，并可能于 2026 年达到 336 亿美元，自 2020 年起的复合年增长率

---

① 　国内投资、咨询领域领军企业，是一家企业增长咨询公司。

为 26.2%。

从全球来看，医疗机器人领域投融资在近 7 年呈上升趋势；2021 年全球有 74 起融资事件，金额高达 35.19 亿美元，同比上升 181%，如图 7-3 所示。2021 年平均每起事件的融资金额为 4800 万美元，几乎是 2020 年的两倍，具体来看，2021 年 6 月手术机器人研发商 CMR Surgical 完成 6 亿美元的 D 轮融资，这是近 7 年里机器人领域最高的一笔，提升 2021 年整体融资金额。

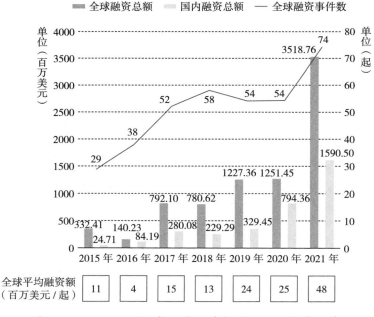

图 7-3 2015—2021 年全球医疗机器人企业融资趋势
资料来源：智研咨询。

国内融资规模同样呈上升趋势，2021 年医疗机器人领域共产生 55 起融资事件，融资总额为 15.9 亿美元，融资额环比上涨 100%；同时，2021 年很多大额融资出现，这在手术机器人领域尤为明显，在近年来国内医疗机器人融资总额排名 TOP 10 里，有 6 次发生在 2021 年，其中 4 次是由手术机器人企业产生。具体医疗机器人市场占比，如图 7-4 所示。

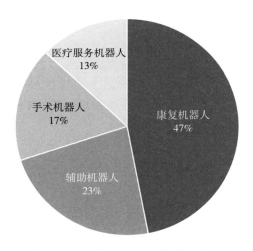

图 7-4　医疗机器人细分市场占比

数据来源：智研咨询。

从行业投融资情况来看，2014—2017 年，中国医疗机器人领域投资热度呈增长趋势，2017 年达到峰值，投资案例 12 起，投资金额 28.9 亿元，2018—2021 年医疗机器人领域投资热度呈下降趋势，但投资金额呈增长趋势，截至 2021 年 12 月 3 日，中国医疗机器人行业投资案例 4 起，投资金额 7.55 亿元，如图 7-5 所示。

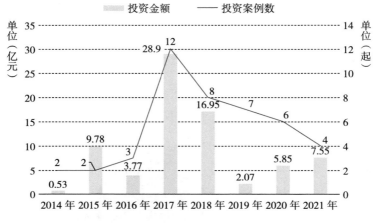

图 7-5　2014—2021 年中国医疗机器人行业投资
案例及投资金额

数据来源：智研咨询。

　　目前医疗机器人，在医疗的很多领域都取得一些发展。但还不能做到全面系统地为患者服务。首先，医疗机器人的手术精度还有待进一步提高，目前大多数精细化的微创手术基本都需要外科医生亲自操刀。其次，目前的医疗机器人只能完成某个医疗领域的工作，相对于其他部分的治疗信息还需要人工去提取或转录，这样的操作也是十分不便的。最后，医疗机器人还无法根据患者的情绪变化而做出应急性变化，当患者感觉不适时机器人无法改变治疗策略和强度。基于上述问题，很多时候患者并不能得到舒适的医疗服务体验，甚至还可能会有因救治不当而引发医疗事故的出现。那么在医疗元宇宙时代以上这些问题是否能得到解决呢？

医用机器人在医疗元宇宙中的突破创新

我们看看医用机器人可能在哪些方面将有所突破：

首先，更好的人机交互能力。医疗机器人的作业对象是人、人体信息以及相关的医疗器械信息，这就要很多学科领域的融合。以人为本的医疗机器人，不仅要对作业人体的生理变化做出及时反应，同时还要根据人体的情绪变化随时做出治疗方案的调整。

其次，更强的虚实结合能力。医疗机器人根据元宇宙中孪生影像，对现实世界中的特定场景的导航、识别及规避能力都将更加准确。

再次，更高的卫生环境标准。医疗机器人的材料选择和结构设计必须以消毒和灭菌为前提，安全可靠且无辐射。这些标准在医疗元宇宙后台会出现虚拟消毒场景标准，医疗机器人可根据这些场景自行调整到最佳的消毒状态。

最后，更顺畅的多领域协作。医疗机器人之间和医疗器械之间具有与医疗元宇宙链接的通用接口，接口运用统一标准，一切医疗元宇宙中信息通信、人机交互、临床诊断、手术治疗等，都是通过这种统一标准的接口来实现的。

下面我们具体来看看医疗机器人在手术精度、分工协作、病毒隔离、人文关怀等方面都会有哪些抢眼的表现。

1. 精益求精，思想与行动高度统一

"妙手S"手术机器人由天津大学、中南大学等单位联合研发。具备自主知识产权的"妙手S"机器人在中南大学湘雅三院成功完成3台手术。"妙手S"是天津大学研发的具有自主知识产权的微创外科手术机器人系统，较国外同类产品有3点技术优势。第一是运用了微创手术器械多自由度丝传动解耦设计技术，解决了运动耦合问题，固定、防滑、防松，更有利于精度保持。第二是实现了从操作手的可重构布局原理与实现技术，使机器人的"胳膊"更轻，更适应手术的需要。第三是运用系统异体同构控制模型构建技术，解决了立体视觉环境下手、眼、器械运动的一致性。该系统操作灵活方便，可完成复杂的缝合打结动作操作，对直径1mm的血管缝合质量有明显的提高。

"妙手S"手术机器人的精细化是未来发展的一种趋势，医疗元宇宙中的医疗机器人也是沿着这条道路在深耕。

医疗元宇宙时代的医疗机器人不同于现在的机器人。他们具备复杂的思维逻辑推理能力，而这些推理的主要依据就是元宇宙世界里的医疗场景。医疗机器人可以通过不同的情况来决定下一步的手术或医疗方案。而这些精度的提升在医疗元宇宙里有其特殊的方法。

在医疗元宇宙时代，人类的神经系统将通过脑机接口与元

宇宙相连，元宇宙再通过医疗机器人标准接口与机器人相连。这样人类神经系统就可以直接控制机器人，进而实现神经直接驱动机器身体的神奇效果。这个听起来，似乎很像在讲科幻故事，其实不然，脑机接口目前的研究实现了神经系统电信活动和特征信号可以被收集、识别及转化。这就说明人类精神控制机器人的情况已经有了可实现的前提。

我们试想，一位手术专家在家中靠在舒适的沙发上，通过观察医疗元宇宙中患者身体的虚拟镜像，精神控制手术机器人主刀手术，这对于专家的身体也是一种解放。而对于一般性手术，机器人还可以提供元宇宙内的医疗云提供的辅助参考资料申请自行完成手术，待专家审核通过后，手术机器人即可自行完成常规手术。而这些常规手术的资料也是通过脑机接口的深度学习从专家以往的手术经验中提取的。

脑机接口的出现，完全实现了人的精神控制机器身体的理想。专家的思想不仅是为手术的专业化提供了保障，甚至在存在某些手术瑕疵时，医疗机器人还可以提供辅助纠偏功能，这就又为手术的精确度提供了双保险。同时，医生可以通过患者的虚拟影像反映出的各种身体机能的指标，来快速判断手术综合方案是否需要调整。这种综合动态监控机制又为患者手术的安全性增加了一层保险。

2. 虚实结合，机器人、自然人和虚拟人三方联动

在医疗元宇宙里，以服务患者为中心的医疗将被真正实现。

医疗机器人将会进化到新的高度，能够覆盖到医疗的各个领域，能够全面参与到医治患者的流程当中。这些机器人的服务在医疗元宇宙中是通过虚拟数字人来实现的。

在医疗元宇宙时代，我们可以看到这样一种场景，在家中检查机器人将会对患者进行全面的身体检查。各项指标都会传送到医疗元宇宙中，进行三维立体的图形化分析，综合比对。并且其虚拟分身将会向主治医生的虚拟数字人汇报检验结果。虚拟主治医生与诊断机器人的虚拟数字人讨论患者病情。虚拟诊断机器人通过调取总病例库的检查结果和 AI 分析，与虚拟医生进行患者的病情讨论，虚拟医生根据讨论结果做出判断，为患者确诊。随后诊断机器人在现实中再将确诊结果告知患者。在元宇宙中讨论出的电子处方会生成存档，一份被推送给患者，一份发给必要的制药厂商，一份留在总病例库存档。

如果遇到需要手术的患者，手术机器人将发挥其功能。在医疗元宇宙中手术机器人能够将需要做手术的患者的手术部位全景展示。三维的手术效果可以无死角地看清病灶的每个角落。更重要的是，对于某些常规性手术，手术机器人数字人可以通过与元宇宙里外科医生数字人交流来完成手术。就好像是科室主任带实习生那样，在元宇宙下指导手术。外科医生还可以与手术机器人数字人合体操刀来执行手术。这种手术有几点好处：首先，机器人不会像自然人那样受到外界干扰或情绪变化而出现手抖等现象。其次，它的体力是无限的。就算元宇宙里外科医生累了，也可换其他医生的数字人继续工作，毕竟数字人的切换要比现实中医生的替换要简单得多。最后，手术过程中，患者一旦出现大出血等情况，会自动启动应急止血措施，外科医生会在远程密切监控患者的情况，随时准备通过机器人采取其他必要的应急处理行动。

康复机器人在医疗元宇宙里的虚拟形象更像个管家。这个管家定时地向元宇宙里的主治医生数字人汇报患者的恢复情况。在医疗元宇宙中，三者的关系很像老爷、管家和少爷的关系。患者是"少爷"，一旦出现不按时吃药或辅助治疗的情况，管家会第一时间提醒。一旦超过三次，这个管家将会上情况报给"老爷"。"老爷"这时会亲自干预，将不按时吃药的危害讲述给"少爷"听。一般情况下，"少爷"为了自己的身体都会虚心接受建议。所以我们眼前可能会浮现出这样的场景，在医疗元宇宙中，患者数字人会嫌康复机器数字人啰唆，经常与其争吵，康复机器数字人提醒到一定次数，就会直接报告给主治医生数字人并找其来一起理论，所以机器人和医生的数字人批评患者数字人的情况可能出现。但也有很和谐的场景，比如三个数字人在一起探讨康复进程和治疗效果的情况。总之，所有场景都很人性化。虚拟的世界中都能在现实中找到原型。

医疗服务机器人能够在限定的医疗环境中提供高精度、高强度、长时间的医疗服务。我们在医疗元宇宙里可以看到，患者数字人在叫护理数字人扶自己去厕所或为自己更换床单等，护理数字人会根据患者实际情况对其进行帮助，如果说患者自身行动上没有任何问题，护理数字人会晓之以理、动之以情地耐心劝导患者自行处理相关的问题。在医疗元宇宙中，护理数字人可以通过虚拟护士形象在元宇宙中存在。她们可以用最温暖的声音来为患者服务，患者可以在最为舒适的环境下进行全景护理治疗。同时，这也解放了医护人员的双手，减轻了他们大量的体力和脑力工作。

患者在医疗元宇宙中可以得到全方位的立体沉浸式诊疗体验，这在现在的现实生活中几乎是不可能做到的。这也让现实中的医务人员可以和患者进行超越时空的交流，最终达到全面诊疗的效果。医疗元宇宙中机器人、自然人和虚拟人的三方联动诊疗体系是人们健康的守护神。

3. 隔离病毒，最纯洁的守护天使

在医疗元宇宙中，医疗机器人的治疗真正做到了人与人的隔离，患者都是通过医疗机器人将各种数据传送到医疗元宇宙中，先由 AI 自动初步诊断形成对于患者病情的初步判断，再由专家进行深入的分析与治疗。如果是在医院，医疗机器人装有自行消毒装置，一旦探测装置显示接触过携带病毒的患者，消毒设备会自动开启进行消毒，最后消毒报表将被传送到医疗元宇宙数据库中。虚拟医生通过和消毒机器人的镜像交流，获得消毒报表中的实时数据，可以放心安排机器人进行操作，其实

医生与消毒机器人的关系就是上下级的管理。在医疗元宇宙中，上级虚拟医生给下级消毒机器数字人面对面下达命令，消毒机器人在现实中按照上级医生的要求进行医疗消毒活动。感染患者如果是在家中治疗，医疗机器人替代家人进行对患者的全面服务，当然患者和消毒机器人如果出于绝对安全考虑，也可以选择完全不与机器人接触，患者通过虚拟分身在元宇宙中与消毒机器数字人交流，分配任务。这样就能完全有效降低亲戚朋友的交叉感染概率，最大限度地实现有效的隔离。

4. 想你所想，尽显人文关怀

虽然，目前医疗机器人领域已经取得了一定的成就。但就其外观和人文功能上来讲，大多数人还只能把它们当作使用的工具。在医疗元宇宙中，这些机器人是否是冰冷的机器呢？下面就让我们一起来看看他是否已经改变功能。

在元宇宙时代下，平等是最起码的前提，医疗机器人并不歧视很多具有特殊身份的人。如传染病患者、具有前科的人、具有生理缺陷的人等，这些人在元宇宙中都将被平等对待。

不同类型的患者也会得到不同的关怀。比如，对小朋友患者，医疗机器人会利用许多富有少儿情趣的音乐全面调动小朋友的各种感官，从而进行快乐治疗。对于老年患者，背景所凸显的将是温馨的画面和舒缓的音乐。对孕妇来说，医疗元宇宙可以为他们提供生动的胎教影像和三维影像记录，为准妈妈们把这些美好的时刻都一一记录下来。医疗元宇宙对残疾人来说意义最大，如果是肢体残疾，在医疗元宇宙中会把其残缺的部分填补齐全，使其与正常人无异。如果是语言、听力、嗅觉等障碍脑机接口可以将其感官直接传递给大脑，大脑收到信号处理成相应的感官感受。这样他们在元宇宙中弥补在现实世界里的缺陷，他们的人生会更加完美。

同样，医疗元宇宙针对不同人群的这些 VR 影像可以变成一个可以接触到的机器人，他们根据不同人群的不同需求提供不同的服务。而这种服务往往是元宇宙虚拟世界里的一种有益补充。比如一些需要力量型的服务，虚拟世界就往往无能为力了。而对于儿童，机器人不仅只能监管疾病也能担负起监护人的职责。这种情景下，医疗元宇宙就好像是这些机器人的大脑，这些机器人就是元宇宙执行指令的躯体。

第二节　在医学影像学领域的深度应用

目前医学影像学技术的发展现状

医学影像是指为了医疗或医学研究，对人体或人体某部分，以非侵入方式取得内部组织影像的技术与处理过程。医学影像学可以作为一种医疗辅助手段用于诊断和治疗，供诊断医师根据影像提供的信息进行判断，从而对人体健康状况进行评价，也可以作为一种科研手段用于生命科学的研究。

近年来，随着互联网在各领域的持续影响，医疗服务与互联网的融合大势所趋。"互联网＋医学影像"的服务模式逐渐被各大医院应用，成为推动智慧医院建设的重要驱动力。在"互联网＋"时代背景下，智能手机的一些应用借助大数据、云计算、人工智能等技术成功创建，助力医疗事业实现电子化、信息化、智能化。

一直以来，"看病难"困扰着许多人，排队等候是其中的一个因素，患者往往需要等待很长时间拍片、取片。而且传统塑料胶片携带不便、容易丢失，常会出现磨损、老化等问题导致影像图像不清晰，从而影响到医生的诊断。而智能手机的医学影像应用可将采集、传输、存储、查询、诊断、报告、综合信息管理等于一体，惠及更多患者和医院工作者，通过影像共享平台较好地解决放射科的等候问题，充分发挥了"互联网＋医学影像"的巨大优势。

随着相关政策的不断出台，互联网对医学影像学的影响在将来会更加深刻。企业使用"互联网＋"平台技术来提高网络服务水平并增强竞争力。医学影像学电子商务将迅速发展。业界建立了医学影像诊断质量安全大数据和互联网监管技术平台，医学影像诊断质量和重要安全指标可以得到有效地实时监测，实现医学影像诊断监管前后，密切之间的紧密事件联系。繁荣的供应形式，继续支持医学影像产业与互联网等产业的融合与发展，丰富医学影像产业的新模式和新业务形式，如图7-6所示。

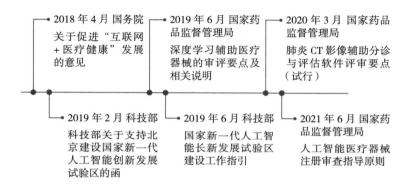

图 7-6　医学影像学相关专业指导规范

数据来源：亿欧智库。

　　2016—2018年的融资轮次中，天使轮及A轮占比较高，尤其在2017年达到顶峰。2018年之后，由于人工智能医学影像产品在价值验证阶段遇冷，以肺结节检验为首的产品在准确性上备受质疑，受限于医学的特殊性及对医疗风险的规避，医院端对人工智能影像产品的接受度并不如预期。但部分企业无法认证价值资本遇冷。2019年开始，部分企业开始将问题聚焦于如何优化产品，基础数据质量的提升及算法的不断改进优化，外加大量的科研合作，使得人工智能影像产品逐渐被医院端接受和认可。从2020年开始，B、C以及D轮的企业占比明显增加，如图7-7所示。

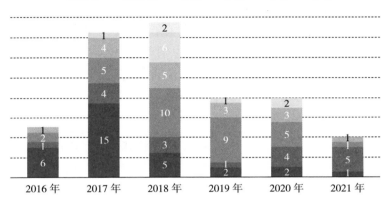

图 7-7 2016—2021 年人工智能医学影像企业融资情况

数据来源：亿欧智库。

目前，在中国有 87.8% 的三级医院已使用医学影像信息化系统，作为 AI 产品主要落地的医疗机构，三级医院已为其建立了良好的信息化基础。在中国医学影像 AI 产学研用创新联盟发布的《中国医学影像 AI 白皮书》中显示，三级医院中，74% 的医师表示仅听说过并没有使用过相关产品，20% 的医师使用过相关产品，5% 的医师正在参与研发，只有 1% 的医师已经参与研发并有相关成果。在二级医院，90% 的医师表示仅听说过但没有使用过相关产品，8% 的医师使用过相关产品，2% 的医师正在参与研发，很少有医师已经参与研发并有相关成果。由此，当前阶段，人工智能医学影像产品的主战场仍在三级医院，但是普及率并不高，见表 7-1。

表 7-1　2021 年人工智能医学影像使用场景

服务地	使用者	医学影像
医院	医生 / 护士	快速读片，节约时间，解放影像科科室
医院	重症患者	术后检查，观察肿瘤变化；辅助放射治疗，手术路径规划
医院	轻症患者	自动化处理，快速读片，节约等候时间
基层	医生	快速读片，提供报告解读，辅助医生初步诊断
基层	患者	多集中在糖网眼底筛查领域，然受限于基层设备

数据来源：亿欧智库。

医学影像学在医疗元宇宙中的突破创新

人工智能通过计算机视觉技术对医疗影像进行快速读片和智能诊断，成为 AI 在医疗影像识别方面的主要应用。医疗影像数据是医疗数据的重要组成部分，计算机视觉技术能够通过快速准确地标记特定异常结构，提高图像分析的效率，以供放射科医师参考。图像分析效率的提高，让放射科的医生腾出更多的时间聚焦在需要更多解读或判断的内容审阅上，从而缓解放射科医生供给缺口问题。

在医疗元宇宙中，医学影像技术进一步提高与服务意识进一步加强，患者也不用拿着各自的手机设备，也不用跑到医院去进行各种医学影像检查，完全可以通过功能分离的新型医疗器械来进行医疗元宇宙检查。并且医学影像检验报告不再只是数据，而是动态的三维影像，以便医生和患者更容易了解疾病情况。共同监督可使医学影像诊断万无一失。

1. 医患分离，第三方服务细致入微

拿医学影像学来说，医疗设备影像技术大体分为三个阶段，即数据采集阶段、图像重建阶段、图像显示阶段。在医疗元宇宙中，医学检验设备也可通过功能分离，把设备分成前端设备和后端设备，两种设备在元宇宙中数据实时共享，患者在家中使用前端设备进行数据采集，元宇宙中的智能设备可以筛选出医生诊疗有用的信息而且通过多科室协作使医疗服务体验更全面和舒适。而传导到后端设备时，元宇宙是用图像重建和图像显示的方式来把所需的医疗信息传递给医生。

特别值得一提的是，元宇宙中的医学检验智能筛选设备可由第三方提供，也可采用租用的方式来经营，比如，患者在家中采集完相关数据后，可以上传到医疗元宇宙中，随之选取相应的智能虚拟数字客服，虚拟数字客服可以根据患者需求发到的科室类别来自动识别所需要的参数，进而传输给相应的虚拟医疗部门，供专科虚拟医生或 AI 来诊断。虚拟医生或 AI 如果认为参数够用就按确定键，这时患者端就可以支付给第三方了。如果虚拟医生觉得参数还是有欠缺或者说需要其他参数同元宇宙里的其他虚拟医生会诊，就在医疗元宇宙中共同与虚拟患者

面对面说出需要的指标参数，屏幕旁边会自动显示出来并自动查找切换到相应的参数订单，并给出报价。患者根据提示信息完成所有参数提交并支付。至此，一项医疗元宇宙内的器械租赁使用业务完成了。这种方式的医疗检验可以最大限度地满足患者的需求，可以做到一次看病尽可能详细地取得所有所需的数据，并且还能得到全面和细致入微的服务。

2. 动态影像，检查内容清晰易懂

以前通过显微镜才能观察到的细胞或微生物，抽象且难以理解。在进入医疗元宇宙时代后，这些微小的组织都可放大千万倍呈现在医疗元宇宙世界里，那么这又有什么意义呢？首先，医疗专业人士可以通过 VR 眼镜等设备，清晰地、多角度地观察到变大的细胞在受到病毒侵袭后是如何变化的，化学成分的变化通过 3D 动态影像一一呈现，这对于疾病的深入研究提供了有效的证据。其次，我们可以通过元宇宙的自由缩放功能，深度了解细小的细胞病灶对其他器官乃至整个身体都会有哪些影响，进而能有效预防相关并发症和对没有被感染的器官或组织提供有效的保护措施。最后，患者勘察到这些病理细胞的部位可对自己的身体病情有更为清晰的认识，这样可以从自身角度有意识和有针对性地进行下一步诊疗。甚至，患者还可以建立元宇宙健康锻炼计划，在元宇宙中患者带上 VR 眼镜，可以在广袤辽阔的草原上慢跑，可以在蓝色海洋世界与海豚共舞，可

以在陡峭的悬崖峭壁上攀岩。而与此同时，虚拟患者可以观察这些检验的细胞变化情况，从而得知这些辅助锻炼对疾病的康复能起到多大的帮助。

3. 打破时空，共同协作，确保结果万无一失

医学影像检查是疾病诊断的重要依据，其重要程度不言而喻，所以理想的状态是多领域的专业人士共同审阅成片，以便确保治疗的有效性和准确性。在医疗元宇宙时代，这个理想将被实现，多家医疗机构的专业人士将形成有效的互动，共同来保障影像诊断结果的准确性。以胸片为例，患者在元宇宙里，刚一出生就建立了属于自己的健康档案，其中自然包括肺部的发育情况。这些档案由专门的元宇宙医疗档案管理机构来管理，一旦有需要，管理人员会将所需要的部分通过虚拟镜像交到有关医疗专业人士手中，专业人员通过对患者的健康档案历史 VR 审查，逐步可以看到其肺部三维影像变化的真实情况，再经过元宇宙交互式的多方会诊，将最终的诊断结果交由主管的虚拟医生进行确认审核，最后对患者做出准确的判断。特别值得一提的是，整个过程患者都可看到所有参与者的虚拟镜像，从而使得整个检查诊治过程公开透明。

第三节　在生物医药方面的深度应用

目前医疗药物研发的现状

在一系列与生物医药产业相关的监管制度和政策的改革实施下，中国的创新药上市周期缩短。2015 年之前，中国的创新药的批准时间落后于海外医疗先进国家 5~7 年，主要是受到来自临床试验阶段的审批和试验推进困难的两大因素影响，见表 7–2。

表 7–2　近几年一系列医疗改革对生物创新药的上市加速的影响

举措	对生物创新药上市加速的影响
《药品注册管理办法》的修订	在 2020 年最新版的《药品注册法》中，明确定义了四个审评加速通道，分别是突破性治疗、优先审评、附条件上市、优先审评以及特别审评。为之后创新药的上市进一步细化了上市申请通道，针对产品类型做不同的审评方案，通过分类来加速创新生物药的上市
缩短临床试验申请许可审评流程	国家药监局在 2018 年公布了《关于调整药物临床试验审评审批程序的公告（2018 年第 50 号）》，通过创新药的临床试验申请流程以鼓励创新药的研发，大幅缩短创新药的临床试验需花费的时间
加入人用药品注册技术要求国际协调会议（ICH）	自 2017 年起，原国家食品药品监督管理局加入国际人用药品注册技术协调会（ICH）并在 2018 年成功当选管委会成员。加入 ICH 后推动了中国制度流程标准跟国际接轨。缩短国内与国外的制度流程差异，提高国际竞争力。更多国际创新药企业选择中国作为首批上市国家之一

续表

举措	对生物创新药上市加速的影响
增加临床试验机构中心的数据，推行备案制管理	临床试验条件和能力评价被纳入医疗机构等级评审的项目之中。目的在于鼓励更多的医疗机构设立临床试验部门，有利于推动更多临床试验的进行。同时推动临床试验机构资格认定备案管理制度激励医疗机构参与临床试验的能力和热情，成功将临床试验中心数量从2015年的375家扩增到2019年的1072家
修订《专利法》，保障专利以及延续专利保护期	最新版的《专利法》在2020年10月17日通过并于2021年6月1日起实施。首次在立法层面提出新药专利权期限补偿制度，对创新药给予药品专利期补偿，借此提高中国成为世界创新药首批上市国家的地位，并同时刺激本土创新药企业在研发中投入更多，推动本土创新
审评能力加强，推动科学监管	国家药审中心持续推动审评人数的增加，从2015年的150人到2018年的700人，以及建立了由626名外聘专家组成的评审专家团，推动以"科学监管""公平公正""公开透明"为原则的评审制度的出台和形成，加强对创新药的支持

随着医改的稳步推进，我国传统的以销售为主的扩张模式难以为继，国内药企面临创新转型。2016—2020年，生物医药上市公司研发投入不断扩大。2020年，我国生物医药上市公司的研发支出达到115.34亿元，同比上升37.10%。2021年上半年，我国生物医药上市公司研发支出已经达到69.78亿元，全年研发支出有望进一步增长。整体来看，研发投入力度的加大一定程度上有助于加快企业在生物医药产品研究成果转化，如图7-8所示。

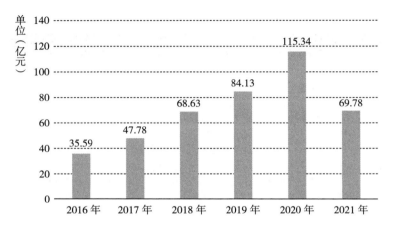

图 7-8　2016—2021 年我国生物医药上市公司研发支出分布

数据来源：前瞻产业研究院。

虽然目前生物医药行业呈迅猛发展态势，但其中仍然存在着许多问题。比如，药品要的研发上还不够透明；药品的使用上过于单一，仍然缺少专业随访指导；药品的购买上对于非专业人士难以取舍等。

药品在医疗元宇宙中的突破创新

在医疗元宇宙时代下，生物医药在很多方面都将取得很多突破创新。首先，药品的研发过程通过孪生镜像观察，这样有助于药品生产过程的纠偏和药品成分的改进。其次，药品用法的多元化，不同药品可采用不同的方式摄取，更加人性化。最后，采购方式更加便捷。下面就具体来看看这些场景的具体应用。

1. 数字孪生，揭开药品研发的神秘面纱

企业对药品研发的监管，除了监管其合规性之外，更加注重药品的性能是否能达到预期。这就需要对制药过程全程监管，而最为高效的监管方式就是对其孪生镜像的监管。在医疗元宇宙中对药品研发的孪生镜像监管的主要有如下几点突破。第一，靶点筛选。在元宇宙中靶点筛选都是通过大数据和神经网络来实现，并且全程由全景影像呈现。研究人员经过大数据智能遴选出适合试验的物质，并可将那些显微镜下微小的物质放大到自己需要的大小来进行研究。也可以清晰地观察到受体、酶、核酸等物质的化学变化过程。研究人员可以自行调节化学变化速度，获取自己需要的重点。第二，临床试验。在医疗元宇宙中，临床试验通过大数据得到了更有效的监测。这个阶段元宇宙 AI 可以自动监测临床志愿者是否按时服药，用自动算法来识别药物和药物摄取，并且可以提醒患者按时服药，对临床志愿者的服药依从性做出精准管理与判断。第三，药物晶型预测。几乎所有固体药物都需要晶型预测。在元宇宙中，很多传统的晶型测试方式都可以通过传感设备的大数据分析来实现。如 X- 射线衍射、红外光谱、熔点、核磁共振、溶解度等，这为研究人员提供更高效、直观的科研依据。

2. 千方百计，多种渠道助患者用药

在医疗元宇宙中，针对针管试剂、口服用药、外敷用药都

与现在医院环境下的使用有所不同。

针对针管试剂。医疗元宇宙对无菌要求较高或需要冷链的药品，可实行可视化重点药品全程监控。针管试剂在使用上也不用护士去人工注射，患者只要在某个特定区域摆正好姿势，机械臂就能为其打针。同时打针机器人也会与患者聊天，缓解紧张的情绪。如果希望与亲属聊天，还可以直接召唤元宇宙中的亲属进诊室来聊天。因为，在元宇宙里，患者跟亲属的闲聊完全不会影响打针机器人的工作，完全可以畅所欲言。

关于口服用药。曾经有一个动画片，一个药物机器人从口腔进入消灭了整个消化系统的病菌，消灭过程全程可视，最后还像英雄一样地从人体出来。这些在医疗元宇宙中已不再是梦想。通过孪生技术，诊疗医生完全可以观测到药品在消化道内的吸收情况。通过具体的数值量化药品发挥的作用。如果一旦发现一定的药物副作用也可及时通过系列检查来确定和降低用药风险。口服用药发挥效用的具体程度的监控精准度，要远远大于目前医院的监控。因为元宇宙里的数据都是瞬时更新的，通过量化的药效数据解读，医生们可以看患者是否出现用药过敏，可以判断是否需要更换其他药物，可以决定是否增减剂量等。可以说，精准用药是医疗元宇宙中用药的最大特点。

关于外敷用药。医院外敷用药，这项操作基本由医疗元宇宙中的智能虚拟医生来完成。虚拟医生可根据外部的创口大小判断出用药的多少和用药面积的大小，通过传感设备，准确为

患者敷设药品。用药部位的治疗程度智能平台实时监控。主管
医生只需通过元宇宙视窗定期检查一下用药部位的愈合参数即
可。一旦出现问题，也可及时纠正。

在医疗元宇宙中，在医院的大多数用药场景在家中也可以
实现。但在家中用药最大的问题是，普通人群对医疗元宇宙中
的专业数据无法准确地判断。比如打针剂量是否合理、多久可
以停针，哪些数据表示口服药的副作用增加，外敷药出现不适
的情况下显示的数据是否正常等专业性很强的问题，这些只能
通过医生的专业知识来做出判断。

针对这一问题，医疗元宇宙出现了家庭用药虚拟指导医生。
指导医生通过医疗大数据分析，准确地告知你所显示数据的含
义和下一步应该如何处理。对于行动不便的人群，虚拟指导医
生可以调用家庭传感设备直接对用户喂药、敷药等。人性化医
疗在医疗元宇宙中体现得淋漓尽致。

针对一些特殊病症、危重病症在家中治疗的人群。医疗元
宇宙具有特殊患者专属通道，真实的专家会在后端进行特殊或
紧急的用药指导，也可亲自上手通过家庭传感设备对患者进行
远程辅助用药治疗。

3. 对症购药，再也不会为吃错药发愁

在医疗元宇宙时代，患者可以采用更为多样化的方式去购
买药品。比如，患者患有肠炎闹肚子，他们购买药品的场景是

这样的。首先，患者通过语音模糊查询。患者在元宇宙药品商店喊出痢特灵的药品，药品直接弹出三维镜像。其次，如果患者并不确定这是否是自己想要的商品，可以喊出治疗症状，药品随之可以展示相关症状的虚拟影像，为患者提供购买依据。这些症状的影像都没有详细的语音说明，患者可以根据需求点击与自己症状相似或一致的影像，进而判断是否需要购买。再次，元宇宙药店会推荐几款与你选择类似的产品，并附有影像对比和语音说明，需要哪个详细说明就可以点哪个，这样就能更加高效地找到与自己症状最为匹配的药品。最后，生成多媒体订单发送给制药厂家（如果有处方一并发送），制药厂家直接根据多媒体订单智能自动发货到患者手中。多媒体订单的好处就是从药品包装图像外形、语音功能描述、症状场景 3D 图像等多媒体元素确定发送药品的准确性。多方面保障了药品发货的准确度。

第四节 在中医治疗方面的深度应用

我国是拥有五千年历史的文明古国。其文化底蕴博大精深、源远流长。中医作为中华传统文化的重要组成部分，为中华民族文化的繁荣昌盛做出了重要的贡献，并独树一帜地屹立于世界医学之林。随着时代的发展，各种科技力量将为中医注入了新的活力。特别是元宇宙时代的到来，中医将以更加人性化、高效化、便捷化的诊疗模式展现给世人。

目前我国中医领域发展的现状

近年来，随着我国经济社会的不断发展，人们对中医药服务的需求越来越旺盛，中医药市场也得到了蓬勃的发展。从诊疗量来看，根据《中国卫生健康统计年鉴》（2019年版）的数据，2018年我国中医类医疗机构总诊疗量达到10.71亿人次，自2010年以来持续保持增长态势，中医类医院病床使用率达到84.80%，公立中医类医院人均药品费用达到132.80元/次，中药产品占门诊药费比例为54.60%。

目前，2021年我国中医类诊疗量约123500万人次。随着我国对"振兴中医"战略的逐步实施，中成药在医药行业规模中的比重将逐渐增加，中成药市场在我国医药市场的地位日益提升。

我国中医药制造市场呈不断增长的趋势。数据显示，我国中医药制造市场从2017年673亿元增至2020年737亿元，年均复合增长率为3.1%。2021年我国中医药制造市场规模达到753亿元，2022年我国中医药制造市场规模约800亿元，如图7-9所示。

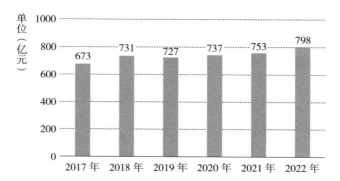

图 7-9　2017—2022 年中国中医药制造市场规模统计

数据来源：中商产业研究院。

中成药是以中药材为原料，在中医药理论指导下，为了预防及治疗疾病的需要，按规定的处方和制剂工艺将其加工制成一定剂型的中药制品。近几年，我国中成药产量总体呈现下降趋势，数据显示，2021 年我国中成药产量为 231.8 万吨。2022 年我国中成药产量小幅增长，约 248.8 万吨，如图 7-10 所示。

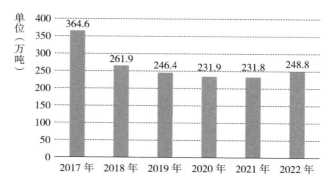

图 7-10　2017—2022 年中国中成药产量统计预测

数据来源：中商产业研究院。

目前，全球已经有 18 个国家和地区将中医药纳入医疗保险，中药先后在俄罗斯、新加坡、古巴、越南等国注册。受国外中成药需求变动影响，我国中成药出口量较为波动。数据显示，2017—2018 年我国中成药出口量出现下降，2019 年快速增长，2020—2021 年连续两年下降，由 12524 吨降至 11564 吨。

未来，我国将加快推进中药进入国际主流医药市场，提升中药的国际地位。2022 年我国中成药出口量增至约 12663 吨，如图 7-11 所示。

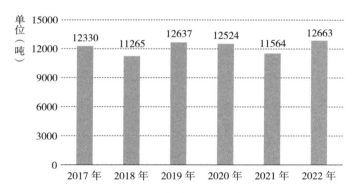

图 7-11　2017—2022 年中国中成药出口数量统计

数据来源：中商产业研究院。

中药是国内中药配方颗粒行业龙头，拥有完善的产业链，集科研、制造、销售为一体，拥有 1200 多个成药品规，700 多个单味中药配方颗粒品种，400 多个经典复方浓缩颗粒，涵盖中药材种植、中药饮片、配方颗粒、中成药、中医药大健康等相关领域。

近年来，中药营收保持较快增长。数据显示，2020 年中药实现营收 148.06 亿元，同比增长 3.4%；2021 年中药实现营收 190.53 亿元，同比增长 28.7%，如图 7-12 所示。

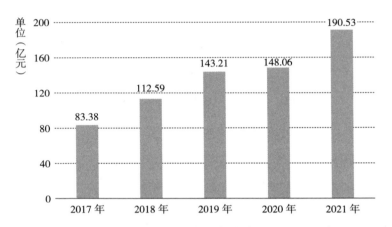

图 7-12　2017—2021 年中国中药营收收入统计情况

数据来源：中商产业研究院。

智慧中医也在中医药产业推动下呼声变得越来越高。但目前，要实现智慧中医还是存在很多的问题。首先，目前中医药的数据，配方十分难以提取，大多数医生和专家还在凭借经验治病。缺少量化的标准就很难形成有效数据。其次，中医的"望闻问切"通过传感设备来诊断的技术尚不成熟。再次，中医对于慢病的调理机制也对个体差异缺乏有效的数据支撑。最后，中医药教学目前更多的还是使用二维影像或书本教学，对于一些形态相似的药材，学生很难辨别。

中医领域在医疗元宇宙中的突破创新

在中国古代有两个著名的讳疾忌医的例子。扁鹊为蔡桓公治病，蔡桓公因讳疾忌医最终落得不治而亡的下场。同样，华佗为曹操治疗头痛，直言根治需要开颅手术，因曹操讳疾忌医，最终将华佗斩首。

讳疾忌医究其源头是不信任而造成的，而不信任本身来自患者对疾病本身认知的模糊与匮乏。随着科技的发展，医学领域的很多知识逐渐被人们所熟知。但目前对于普通民众来讲，大多数较为专业的医学领域还是需要医生来主导，而自身就医还是被动者的角色。

在医疗元宇宙时代，整个中医诊疗场景是通过虚拟患者和虚拟医生来实现，医生和患者都是治疗过程中的主角。我们可以看到这样一种场景，在虚拟中医诊室里，一位患有长期胃病的病人正在讲述自己的病情，慢性病容清晰地展现在元宇宙中，一位慈眉善目的老中医正通过望闻问切、舌象等中医诊断手段为其看病。患者的各项表征通过传感设备传送到元宇宙中，所展现出的脉搏跳动波动图形及说明，通过数据挖掘技术展现得十分详尽，并且医患双方都清晰可见，老中医耐心讲解着这些图形所对应的病症和他的诊断依据，随之下单抓药。诊后，由于超越了时空的界限，老中医对患者病情随访变得定期且频繁，这对于患者服药和饮食都起到了很好的监督作用，患者胃病的康复速度加快。在患者同意的情况下，中医院里的学生可以全程实习，观摩整个诊断过程，这种身临其境的参与门诊过程，将有助于中医学院的学生将课本知识高效地转化成为实战能力，使他们更早地为人类健康事业做贡献。

通过元宇宙中医问诊的这个例子，我们可以看出，元宇宙相关技术在中医药领域应用已取得了大体如下四个方面的进展。

1. 合纵连横，中医资源高效整合

在元宇宙技术时代，通过数据挖掘技术，深度学习海量的中医文献和案例以深化、拓展临床思维与视野；在复杂症状中提取、归纳中医证型，分析症状、方药、证型之间潜在的关联规则；在药方中挖掘发现药物配伍规律及潜在药物、核心药物、核心处方等，总结知名老中医的经验，辅助临床诊疗工作。通过智能算法进行自我学习，模拟中医思维方法和处方生成过程，创新中医理论，推动中医理论规范化和客观化研究，为中医诊疗提供智能信息支持，建立中医临床病症诊疗决策支持系统。

继续加强中医药信息化基础设施建设，深耕中医药领域，推动中医药领域创新发展，努力提升中医药领域的信息化水平。优化中医药信息化发展环境，努力在中医药体系内，实现不同地区、不同医院、不同派系之间的中医药健康数据库之间互联互通。

2. 妙手回春，中医诊断水平迅猛发展

元宇宙技术的发展为中医诊断手段带来新的契机，各种各样的现代中医诊疗仪器设备已陆续出现。元宇宙技术具有独立自主的诊疗能力，通过大数据学习可达到与中医专家高度匹配的诊疗结果，以现代中医诊断技术及其数据为支撑，基于案例推理模型，利用人体信息采集设备，应用元宇宙技术模拟中医诊断过程，为医生提供诊疗所需的知识、经验、方法等启发医生思维。辅助医生诊断，解决传统中医诊疗过程中不能标准化的问题，同时也实现了信息化、数字化的目的，突破了中医诊断方法主观性强、缺乏客观数据的瓶颈，为元宇宙技术的应用奠定了坚实的数据基础。

3. 分门别类，针对个体差异高效健康管理

基于元宇宙技术建立中医药健康管理云平台，实现高效的人机对话并对相关信息处理分析，根据个人不同的体质状况提出针对性的健康处方，对不同体质个体进行个性化的调理改善，达到精准化个体医疗保健，同时加强跟踪随访、收集健康大数据，根据个体的体质及相关危险因素建立疾病预测模型，调节个人整体机能，达到"未病先防、既病防变、愈后防复"目的。

4. 多方联动，中医教育情景活灵活现

将元宇宙技术应用于中医药的学校教育以及毕业后教育和培训中，优化传统的中医药教育教学过程，能有效地提高教育教学效果、效率及效益。利用元宇宙技术开发虚拟网络学习平台，承担中医药教师部分任务，使其有更多的精力投入到创新性和启发性的教学活动中，为每个学生制定精细化、个性化的教育方案。对学生而言，元宇宙技术可增强虚拟世界，以更自然的方式响应学生的学习行为要求，使学生获得最适合其需求的学习资源，激发学生学习潜能，培养学生临床思维，提高学习的主动性和自觉性。

中医强调个性化诊疗，在中医教学过程中，学生会出现个性化需求，要实现个性化教育可能需要给每名学生配备一名老师，但在目前情况下这是难以实现的。利用元宇宙技术，根据每名学生的特点形成相应智能教师系统，学生通过智能教师系统就能帮助自己在个性化问题上实现更好的学习。学生还可以利用增强现实眼镜及利用 VR、AR 等技术的沉浸式学习设备，利用元宇宙技术可以创造传统看来"不可能"的体验，学生可以在任何场所观看、触摸全息图，进行体验式中医学习。设备可以追踪学生在学习中所接触或参与互动的内容、忽视的内容，基于此对学习内容进行调整，进一步提高学习效率。

第五节　本章小结

　　本章节通过对医用机器人、医学影像学、生物医药和中医治疗四个方面的在医疗元宇宙中的创新型的深度应用，展示了在我国医疗相关产业在新的元宇宙技术加持下将呈现出一片欣欣向荣的景象。医疗元宇宙的出现将使原有的医疗软件和硬件出现颠覆性的改变。元宇宙的各种传感设备和监控设备将使虚拟与现实融为一体，各种数据的提取与分析将为元宇宙内的各类虚拟医疗实体增添了"灵魂"。这也标志着，医疗元宇宙的出现将会推动更多新型产业的大力发展，从而形成一种新型健康医疗服务的新业态。元宇宙技术和医疗行业的深度融合，不仅使元宇宙技术更加贴近现实，从技术层面解决了医院和医患长期存在的"不太和谐"的关系，又为医疗行业指明了新的发展方向，让医疗行业重新资源整合，为今后医疗行业更加科技化、智能化、人性化提供了更加丰富的可能，为医疗行业的飞速发展插上了科技的翅膀。医疗行业的未来已来，将有更多的患者享受到医疗元宇宙的福音。

第八章

医疗元宇宙的生态体系

人类从出生的那一刻起，就在与疾病做斗争。在中国古代，由于生产力低下，人们的生命健康时时受到威胁，于是便有了神农尝百草、黄帝编撰内经、华佗刮骨疗毒等医学传奇故事。医疗方式也从过去江湖郎中的悬壶济世，发展到如今各种专业医疗机构的形成。医疗生态圈也从古代的病人、医馆、宫廷的简单模式，发展到如今的各种类型的医疗机构百花齐放、各种监管机构多级管理的局面。特别是互联网行业兴起之后，一系列新兴技术融入了整个医疗生态体系，为医疗生态圈带来了新的活力，患者看病更加便捷。我们也不难发现，在这个生态圈所体现的是普通大众成为医疗生态的核心，医生、医院、互联网企业都在围绕着这个核心来服务，并且各种资源之间的联系也更加紧密化与精细化。

第一节 医疗信息系统体系

发展现状

政策是推动我国医疗信息化、智慧医疗发展众多因素中的重中之重。自 2009 年我国政府启动深化医疗体制改革措施后，政府陆续出台规范标准类、鼓励支持类等多种政策，指导医疗信息化高效有序推进；各省和地级市政府积极响应，颁布切实可行的具体措施紧紧跟上。国家医疗信息化建设规划呈现阶段性特点，自"十二五"规划开始，国家明确提出加强医疗卫生领域的信息化建设，有关医药、远程医疗的规范性法规相继出台，医疗信息化建设全面展开；"十三五"期间，建设以电子病历为核心的临床信息化系统，加速医疗信息系统的打通、多层级医院协同发展成为关注重点，医疗卫生平台一体化、标准化建设需求加强；未来在关系国计民生的医疗服务持续增长的需求、新一代信息技术的加持下，以"普惠民生"为核心的医疗信息化将加速推进，打造以患者为中心的卫生医疗体系、建设智慧生态医疗是下一阶段的主要目标，相关政策如图 8-1 所示。

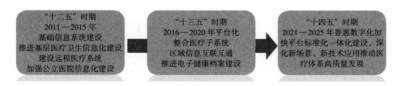

图 8-1　中国医疗信息化重要政策概览

我国目前的医疗信息系统是以医院的 his 系统为主，互联网医疗等系统为有益补充医疗系统生态体系。his 系统是医院信息系统是现代化医院建设中极为重要的基层设施，具有先进、开放、安全等特点，但其依旧存在以下问题：

第一，顶层设计仍需完善，相关标准有待出台。目前我国面临着立法统筹不到位、数据资源通道不畅、运行机制缺乏问题，其中政策法规缺位等严重问题。我国互联网医疗配套法律法规还不健全，信息的标准化程度不够，监管依旧欠缺等问题，都会成为影响远程医疗发展的因素。以及一些数据安全，隐私保护的标准，都可能带来新型的医疗纠纷。尽管目前已经形成了一定的指导性文件，但还需建立一套更适合我国国情的行业标准。

第二，服务效率有待提升。我国目前的互联网医疗还是以各种咨询、复诊为主，还存在回复时间长、患者体验差、操作时间长等问题。据调查，与线下诊疗相比，互联网医疗花费的时间并没有减少，有些甚至更长，且容易造成医患沟通不充分、不完整的情况。尤其对于手机使用不便的患者，更难通过移动设备与医生进行细致讲述病情。

第三，网络安全性问题可能侵害患者的个人信息保护及隐私权。患者的大量信息在网上传递，这就需要互联网医疗建设单位和医疗机构投入更多的精力和财务为患者的信息保驾护航。但显然目前的技术水平难以完全实现。这也是患者不愿意完全参与互联网医疗的一个重要因素。

第四，信息壁垒问题依旧存在。我国目前的医疗设备基础设施网络建设还不均衡，很多落后地区无法达到远程医疗的条件，但这些往往都是医疗需求较大的地区。即使拥有一定软硬件基础的医疗机构，由于很多系统并未建立统一的标准接口，编码格式也不统一，这些还是会导致信息孤岛情况的出现，患者数据的分散化也十分突出，最终数据的共享难以实现，这不利于患者对自己病情信息的掌握，也不利于医疗行业的学术研究和行业交流，影响医疗信息的深度发展。

医疗元宇宙信息系统的探索

医疗元宇宙信息系统功能上会比传统信息系统强大很多。从信息覆盖程度上看，它的功能更为全面。国家卫健委通过元宇宙内医疗大数据可随时调取各个医院的各种统计数据，真正做到随机抽查，实时监管。从信息资源内容上看，医疗元宇宙内容体系庞大、资源众多，也需要有层次的分级管理。参照目前国家管理体系，分为国家级资源库、省级资源库、区域资源库和各医院资源库。这样可以保障资源有效利用、合理分配。同时各库的数据流也要统一设计、合理规划。保证医疗数据的互联互通、避免扎堆拥塞。从信息体系层次来看，从技术架构上来讲层次分明是必须要做到的，目前主要有五个层次的功能，即接入层、交换层、资源层、服务层、应用层。相关工作开展都将在其层次框架内有条不紊地展开。

概括来说医疗元宇宙信息系统有如下特点。

第一，医疗元宇宙患者信息安全有保障。

由于医疗元宇宙是运用区块链加密技术来支撑的，所以具有很高的安全性。只要医患双方提前设置得当，患者完全不用担心信息或隐私泄露问题，与医生放心交流。

第二，医疗元宇宙信息畅通无阻。

医疗元宇宙中的医疗信息可以通过信息资源交换库灵活调用，无论是医生、患者还是医疗机构。只需要向交换库提交申请，对方同意就可以调用库中的相关信息，十分方便。专属医疗信息由专门的部门运维安全部门存储保管。

第三，医疗元宇宙具有统一的标准。

医疗元宇宙的形成特征之一就是形成了自己的一套统一标准。在此标准的框架下，所有信息才能做到畅通无阻、数据分部存储统一管理、集中监管和灵活调用。

1. 多级联动，信息系统全面覆盖

我国目前医疗资源分布不均，医疗水平的地区差异明显。医疗元宇宙的出现可以有效缓解这种情况，不发达地区可以通过全面监管找到相对闲置的医生，分配到需要服务的患者人群。就拿医疗元宇宙会诊来说，很多医院也不清楚其他地域的专家情况，想要快速找到相应领域的专科人士也是鞭长莫及，这也

会导致服务效率低下，使用率不佳，最终出现难以达到会诊的窘境。所以，很有必要建立起一个具有医疗资源统筹的权威性、规范性机构，更为合理地协调和共享医疗资源来服务患者。元宇宙医疗服务和监管中心也就因此而建立。

元宇宙医疗服务和监管中心的信息系统架构，是由上自下监管与服务并行覆盖整个医疗业务的双轨架构。整个业务架构以集中管理统一应用为原则。满足各级医疗机构的业务发展需求，最终达到医疗元宇宙内和谐共生的高效管理与服务。

整个双轨架构由元宇宙医疗服务和资源监管中心、元宇宙医疗应用系统、元宇宙信息资源平台、元宇宙医疗服务站点，以及各级应用信息平台组成，如图8-2所示。

目前，我国的监督模式分为四个等级，即中央、省、市、县级。医疗元宇宙由于打破了时空的界限，元宇宙医疗服务和资源监管中心将分为国家级和省级两部分，省级以下资源都整合到省级元宇宙医疗服务与医疗资源监控中心。其在整体医疗元宇宙体系中占有主导地位。国家级元宇宙医疗服务与资源管理中心的主要作用是统一管理、业务协调和医疗服务，并从宏观上指导与管理医疗元宇宙其他系统的建设与运营，提供整体的建设思路与规划纲要，统一合理调配整个医疗元宇宙内的医疗资源。

省级元宇宙医疗服务与资源监管中心有两个作用：一是整合省级的医疗业务应用平台，协调资源并支撑具体的元宇宙医

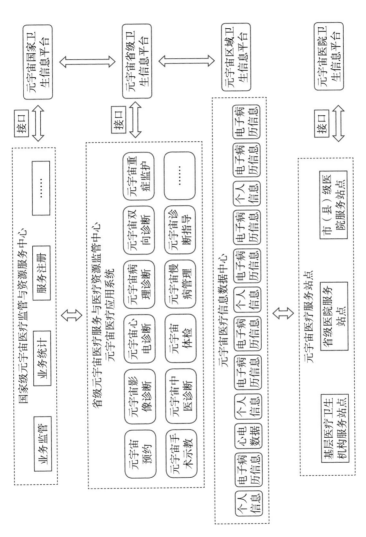

图 8-2 元宇宙医疗服务和监管中心架构

疗应用，并为省内各级医疗机构建立相应的医疗服务平台。二是履行监管职责，指导和监督省内各级医疗元宇宙系统的建设与运营情况，组建全国统一的服务与监管系统体系。元宇宙医疗信息资源中心也建设在省级单位，这样便于资源调配。这样既可以对相应的医疗资源进行省级统一管理，又便于各省级下属医疗单位调用本省的医疗信息数据。如果各省间想调用其他省份的系统，需求省份需要发出申请，由国家元宇宙机构审核，再由提供省份发出相应的信息资源。元宇宙医疗服务站点包括省级医院服务站点、市（县）级医院服务站点、基层医疗卫生机构服务站点。这些医疗站点作为基层患者就诊的第一门户，服务大众。这些最终由各级的平台产生出来的虚拟数字人，与各种元宇宙中居民来进行交互。

从监管体系来看，医疗元宇宙可以设立一个医疗监管督导岗位。常规监管业务可由虚拟数字人进行巡视监管。一旦发现异常，智能分析直接将相关可疑信息上报给相关监管负责人。负责人负责具体的监管审核工作。监管负责人也可运用自己在医疗元宇宙中的身份 ID 对下属机构进行抽查临检。随时掌握下属机构的业务运营与服务的情况。

从服务体系来看，国家级的中心主要是提供相关医疗业务的审批工作和相关医疗机构的登记、统计工作等较为宏观的服务性业务。省级中心是针对各省内的医疗机构进行应用性质的更为具体的业务。

医疗元宇宙是一个新型的社会生态体系，具有一定的社会属性。所以，如果不加治理现实社会中患者看病滞留、拥堵等问题也会出现。比如，所有眼病患者都去到医疗元宇宙中的某个眼科医院找某位知名专家，这样，专家看病的周期会非常长，这不利于那些真正急需这些专家看病的患者治疗。而且有些急症可能只是在医疗元宇宙中做个紧急处理，后期还得赶紧就近到急诊系统治疗。所以医疗元宇宙还是需要有实体医院作为配合，达到一种虚实共生的场景。根据上述特点，医疗元宇宙可以采用目前国家提倡的分级诊疗体系作为医疗元宇宙的信息系统价格。患者属于医疗元宇宙中的哪个片区，就在片区内优先挂号就诊。元宇宙系统如果认为患者属于重症患者，再根据级别上调到上层更为合适的专家治疗。这样可以更为合理地利用医疗元宇宙里的医疗资源。

2. 百花齐放，信息资源内容翔实

医疗元宇宙就像一个大箱子装载着各式各样的医疗信息资源。它们都以数据库的形式存在着，比如：电子病历库、临床信息资源库、财务信息库、监管信息库等。各级医疗服务与资源监管中心要想调用这些库，都需要通过信息资源交换库进行管理和应用，如图 8-3 所示。

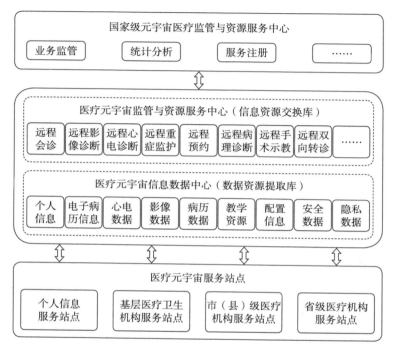

图 8-3　医疗信息交换架构图

医疗元宇宙分纵向数据流和横向数据流。纵向数据流是从国家、省级、区域、单体医疗机构的流程来实现。横向数据流是指各省级之间、各区域之间、各单体医疗机构之间、个体与各机构之间的数据交换。这些数据的调用也是通过信息资源交换库进行管理和应用来实现的。这些数据可供医生和管理部门作为研究、学习使用，也可供患者自己使用。

特别值得一提的是，医疗元宇宙的数据使用是以患者诊疗的实际需求为第一优先级。所以患者可以调阅与自己相关的全部信息，甚至患者在医疗元宇宙里可以查看自己从出生到当前的全过程数据。这个调用的过程并不是我们传统意义上那些冰冷的数字。而是通过 VR 的虚拟现实技术来完成的全生命周期的全景成像。我们可以看我们哇哇啼哭的婴儿时期的健康数据是怎么变化的，哪天生病，如何治疗等。再经历少年、青年、中年到老年。每个阶段的时代背景也在不停地切换、背景音乐也随时代变迁而变化。访问者可以深刻感悟自己的身体变化情况，通过数据精确把握自己的健康状况，实现更加有针对性的调理和养护。

3. 层次分明，体系层次分工明确

医疗元宇宙医疗信息系统为了便于管理分成五个层次，即应用层、服务层、资源层、交换层和接入层。

第一是应用层。

应用层是医疗元宇宙人机交互场景的实现层。其主要包括患者的应用、医生的应用、医疗机构的应用和医疗监管机构的应用等三方面的内容。

患者的应用是针对患者的一系列检验检查、诊断等做出的应用。包括预约、病理检查、影像检查、心电检查、诊断等。患者的孪生镜像通过应用层与虚拟医生进行医疗诊断活动。

医生的应用是针对医生的一系列医疗功能。包括医学教育、手术示教、远程会诊、重症监护、多向转诊等。虚拟医生在医

疗与宇宙中既可以通过丰富、形象的医学教育使自身得到快速的提高，也可以对患者做出快速的、必要的应急性反应，从而有效地保障医疗的质效。

医疗机构的应用主要是一些机构的信息系统的应用。包括电子病历系统、检查检验系统、心电诊断系统、影像诊断系统、病理诊断系统等。其作用是对下服务好医生与患者，对上有效支持各级监管部门的检查，做到高质高效。

监管机构的应用主要是对各级医疗机构的监管与资源服务支持。通过医疗元宇宙，监管部门可以超越时空直接对各医疗机构的镜像进行审查和考评，也可以对其机构的医疗行为进行抽查。对于必要的医疗服务资源调配也可以发挥及时有效的协调作用。

第二是服务层。

服务层是医疗元宇宙各种技术信息服务提供层。其主要包括注册服务、远程服务、统一通信服务、存储服务和电子病历服务等。这一层的主要作用是进行系统的业务逻辑处理，并且提供统一的交换标准的基础信息服务。

注册服务是针对医疗元宇宙中的患者信息、医生信息、医疗机构信息、监管机构等注册登记的模块。这部分的作用是保障医疗元宇宙里的用户信息唯一性和有效性。

远程服务是针对医疗元宇宙里的符合条件的用户进行相应的远程申请、消息推送服务、调阅服务和文件传输服务等基础性远程服务。这部分的作用是为相关用户提供跨越时空的基础性服务。

统一通信服务是提供即时通信服务。比如虚拟医生接听到虚拟患者的呼叫，双方的专属通道正式开启，双方的对话是只有双方可以看到、听到。其中传输的信息都是绝对隐私的，如需要会诊再由虚拟医生邀请专家进入这个空间，这样就变成了三个人的私密空间，再加专家也是同理。如果虚拟患者需要亲属介入，邀请亲属来到这个空间一起讨论病情也是可以的。

电子病历服务是提供索引查询、归纳汇总等服务模块。在医疗元宇宙里，虚拟患者经过身份识别可以查阅自己的病历，虚拟医生经过身份识别可以申请查阅相关患者的病历，整个检索查阅十分便捷和高效。当有新的病历生成或更新旧病历时，系统可通过 AI 自动分类汇总将病历存储到相应的位置。

第三是资源层。

资源层是医疗元宇宙的各种资源的存储层，提供各种结构化数据、非结构化数据、结构化文档数据等。医疗元宇宙里的各种医疗数据资源是十分宝贵的，所以这层会提供多种数据安全措施保护相应的数据资源。除了常规的一些技术保护外，对于 AI 筛选出的可疑的非法数据调用，还会有专业虚拟数据管理员来审核其操作是否合乎规范。一般来讲，个人只能调取个人数据，亲属授权可以调取相关亲属的数据。医生可以调用相关患者的数据，经过其他主管医生的授权该主管医生的相关管理患者的数据也可以被调用。医疗监管机关可以调用相关下属医疗机构的医疗数据，相关医疗企业如果需要调用相关患者信息，需要相关监管部门审批合格后方能调取。

特别值得一提是，在医疗元宇宙时代，这些数字资源在被调取后可以生成相应的 VR 影像，给予调取人员更为直观地了解数据相关人员或事件的情况的机会，这样便于调取人员更快速、更易于理解他们想要了解的情况。

第四是交换层。

交换层是医疗元宇宙的数据交换技术集成层，它属于较为底层的技术。元宇宙医疗信息系统的交换层包括企业服务总线、服务集成、通用文件传输、数据集成和统一媒体控制单元等。信息交换层根据业务流程，通过数据接口与其他信息系统交换数据，实现信息共享、数据上报等。

交换层主要满足临床信息跨医院、跨区域的交换和协同应用的需求。交换层对于信息通路的畅通性要求较高。是服务于其他层的基础，他保障了各个医疗数字虚拟人的影像完整、即时畅通。这部分也是相关底层技术人员需要重点维护的层。需要精密智能化和高级虚拟技术人双重值守，尽可能保障信道畅通，万无一失。

第五是接入层。

元宇宙医疗信息系统的接入层包括应急指挥系统、医疗信息采集设备系统和医疗相关企业的接入业务等。

（1）应急指挥系统。

元宇宙医疗信息系统与应急指挥系统对接，提供现场和救治过程中的音视频动态信息，实现突发事件中的信息共享与处置联动，这既可使患者通过元宇宙视频获得诊治，也可帮助医护人员随时向指挥中心汇报患者的最新情况。

（2）医疗信息采集设备。

医疗信息采集设备主要包括生命体征监护仪、数字化影像设备、数字心电图机、呼吸机和其他医疗信息采集设备。这些设备主要用于采集患者的生命体征、血糖、血压等数据。

当然，除了上述两个系统外，还有如公安局，司法局、供电机构等接入的接口运维工作。一旦出现问题，这一层数据接口排查的范畴，需要具体问题具体分析。

（3）医疗相关企业的接入业务。

包括一些与医疗紧密相关的药企、医保机构等的接入。确保医疗元宇宙整体地、全面地为患者服务。相关医务人员或患者需要进入相关机构办理相关业务，在医疗元宇宙中只需要点击相应的机构孪生影像就能进入，办理流程虚拟数字服务人员会全程跟随指导，办事人员完全不用担心找不到下一步相关部门。

第二节　医疗监管体系

发展现状

我国对医疗卫生行业的监管，最早源于新中国成立初期到改革开放前计划经济时代下的行政监管阶段，从改革开放到1997年医改实施前后，监管基本是放松的状态，但经过十几年的发展与改革，我国医疗卫生行业的监督系统整体水平逐步提高。

在整体监督层级方面，四级监督网基本形成，如图8-4所示。我国已基本形成以中央、省、市、县四级构建，并逐渐覆盖农村地区的监督网络。但是，中国社会经济发展迅速，对医疗卫生监管体制提出了不断发展的要求。随着医疗卫生监管体系的不断推进和深入，如何利用医疗监管效能建设和谐社会、强化社会政策的保障功能，特别是在医疗卫生领域解决"看病贵、看病难"的问题成为中央政府的施政重点。我国曾围绕政府主导与市场化两种路径、投入供给侧还是需求侧两个方向等议题，会同相关部门、组织、机构及群体提出了多个版本的医改方案，最终在2009年形成了带有折中性质的新医改方案，新医改方案把建立覆盖城乡居民的基本医疗卫生制度作为总体目标，并将政府主导与发挥市场机制相结合作为改革的基本原则之一。此后，中央和地方政府出台了一系列鼓励和引导社会办医的政策，致力于形成公立医院与非公立医院相互促进、共同发展的格局。包括党的十九大报告提出的"实施健康中国战略"亦是延续并强化了 2009 年新医改方案确立的公益性与市场化并重的基本原则，其要求支持社会办医、发展健康产业。2019 年，国家卫健委等 10 个部门联合发文要求各地严格限制公立医院的数量和规模，为社会办医留足发展空间。据统计，截至 2018 年年底，我国社会办医疗机构数量达到 45.9 万个，占比 46%；社会办医院数量达到 2.1 万个，占比 63.5%。社会办医的人员、床位、诊疗量占比均保持稳定增长。

虽然从整体而言，我国医疗卫生监管体系的社会保障功能在不断提升，但从长远来看，医疗卫生行业综合监管依旧面临一系列亟待解决的困境，随着我国就医需求人数的增加以及经济水平的发展，社会办医在发展质量和监管方面仍存在诸多矛盾和困境。国家对于社会办医既强调"放宽准入、优化服务"，又要求"严格监管、有序发展"。然而，在实践中，放宽准入不彻底、扶持政策不完善、使用不合理的资源配置结构难以转变，互联网企业和民营医疗机构在规划、医保、人才、设备、土地等方面无法享受与公立医院同等的待遇（图 8-4）。

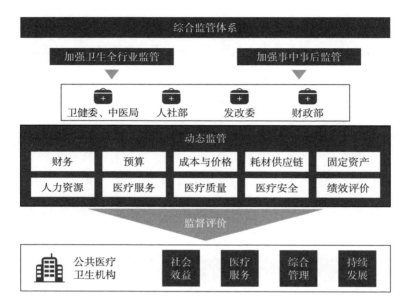

图 8-4　我国医疗卫生行业的监督体系

医疗元宇宙监管体系的探索

医疗元宇宙中的监管与现实世界的监管最大的不同是它可以跨越时间与空间，所以省级以下的监管统一由省级元宇宙医疗服务于医疗资源监管中心负责，其中再分为省级医院服务站点、市（县）级医院服务站点，基层医疗卫生机构服务站点（详见医疗元宇宙信息系统架构图）。比如，国家级监管机构收到省级监管机构的汇报，发现某个医院的某些医务工作可能存在问题。以往的做法可能是派专门的调查小组去进行当地进行调查。而在医疗元宇宙中，国家级监管机构想了解具体医院的具体情况，直接通过元宇宙中的传送门通过输入指定地点的方式，直接就可以到达既定医院。再通过跟医院管理者的虚拟镜像，去了解具体的情况。这样超越时空的监管能提高主管机构的监管效率，少了中间环节，也更能反映目标医院事件的真实情况。下面具体从整体布局、药品器械、医疗保险三个方面深入探讨在医疗元宇宙中的创新应用。

1. 整体布局监管职能的创新

机构的监管

在医疗元宇宙中，医疗监管部门也会收到各式各样的统计报表。不过报表的呈现形式并不是冰冷的数据，而是一个个生动的具有代入感的孪生成像。比如，监管部门需要宏观统计各医疗机构的分布情况。可通过实景三维成像技术，从全国开始展示三维全景数据，逐步缩小到省、市、县以及某栋医疗机构建筑的各种属性。这样直观的方式既便捷又立体；各种数据一目了然。可使监管者快速统揽全局，做到心中有数。孪生出来的数据是实时动态的，管理者需要过去的数据也可以随时调取过去某一时刻的数据。当然，也可以看某一时段的场景。如果医疗纠纷出现，监管部门也可以第一时间回看情景再现，这种过程留痕的方式为未来的医疗取证提供强有力的证据支持。

资源的监管

医疗资源是指提供医疗服务的生产要素的总称。在医疗元宇宙里，医疗服务主要指专家的优质医疗资源。生产要素主要指医疗设施、设备等资源。

对医疗服务资源来说，医疗元宇宙专家数据库拥有完善的医疗专家资源。其属性包括所在机构、个人介绍、门诊量、服务评价等个人信息。如果某位医生需要找到某个专业的专家来会诊，可以直接从监管机构的资源库查找相应资源并提交申请。对方接受会诊申请，双方医生的虚拟身份和虚拟患者三方就可以进行面对面交互沉浸式交流病情，并可全方位展示患者疾病情况。会诊专家也因此可做出更加精准的诊断和治疗。

对于医疗设备资源来说，由于元宇宙医疗设备是前后端分离的，前端主要是一些造价较低的采集传感器，后端是一些价格昂贵的医疗专用的检验分析设备。在医疗元宇宙时代，患者通过这些前端的采集类设备传送到元宇宙中，通过智能分析分配到相应的后端专业的医疗设备中进行分析。这时患者不管身处何地都能得到精准的检验结果，这就完全解决了目前医疗设备资源分配不均的问题。同时患者只需购买价格低廉的前端传感设备和少许检查治疗费用，这也为患者大大降低了诊疗成本。

服务的监管

服务的监管包括接入机构数量、门诊量、分布情况、服务量、资源使用情况等。以门诊量查询为例，如果管理机构需要统计各医疗机构的门诊量，上报上来的数据呈现的是该医院的孪生虚拟大厅中人流穿梭的场景。可以畅想，早晨一抹阳光照进门诊大厅，人数就飞速增长，监管者们可以真实感受着川流不息的患者人群，也能直观地感受到哪个时间段的人流更加密集。当然也可以直接切换到某时间段的显示结果。这种方式的好处是，可以灵活地选择自己所喜欢或需要的呈现方式。服务质量的监督主要指服务满意度的情况，这种满意评价可以是对医生治疗水平和态度的评价。患者在就诊时，医生的治疗态度、说话语气和诊断内容都被一一孪生记录。遇到差评时，监管人员可直接调出当时的孪生影像进行分析。这样不仅可以看出医生的诊疗是否合规，也能反映出患者的评价是否客观。此外，患者也可以对医疗元宇宙中的就诊环境进行评价。患者可自己选择环境颜色、音乐背景，找到最舒适的就诊环境。使自己完全沉浸于良好的诊疗享受之中。

2. 药品器械监管方式的创新

案例分析：

当事人张某于 2019 年 12 月从某市医药有限公司购买了 10 盒"利巴韦林"注射液，并在其店面销售，该药品规格：1ml.100mg，1ml/ 支 ×10 支 / 盒，生产日期为 2017 年 7 月 20 日，有效期至 2020 年 6 月。在 2020 年 7 月，张某在以上库存 2 盒药品保质期届满后未将其清理下架，仍然储存在其医疗场所配药间的医疗药品柜内销售。2020 年 7 月 6 日，在市场监督管理局执法人员的询问下，将张某库存超过有效期的 2 盒"利巴韦林"注射液实施行政强制措施予以扣押并处以判决措施。2020 年 9 月 4 日在解除扣押后，当事人在市场监督管理局执法人员监督下对上述过期药品进行了销毁。

在此案例中，张某的药店没有及时处理过期药品，差点导致顾客生命危险，因此完全由人工管理药品，很容易出现纰漏。

以下是医疗元宇宙在药品器械监管方面的一些优势。

全面覆盖，综合监管

医疗元宇宙由于其区块链技术的可溯源机制和其超越时空的特质，监管部门可以较容易地对其药品或器械进行全生命周期的监管。由于药品的整个生产流程都是可视化的，在生产过程中的哪个环节问题出现了，首先是企业本身就可以快速反应到。对于可能出现的遗漏问题，监管部门也能很快排查出问题的所在，给出相应的整顿指导意见。

部门协同，数据共享

对于药品和器械的监管，医疗元宇宙真正做到了从源头抓起。从最开始的原材料采购，到最后出现的成品，由于整个过程对监管机构和企业都是公开透明的，这就可以把风险管控效能提升到最大，同时，医疗元宇宙的风险评估与分析也是实时进行着监测，早发现、早解决的理想状态可以完全实现。医疗元宇宙的出现减少了很多以前需要代理商的中间环节，极大地降低了成本，这也就使最大的实惠用之于民。医疗元宇宙中各机构、部门、患者间的数据资料都是互联互通的，监管部门、医院、企业、患者完全可以实现纵向和横向的多级联动。一旦发生医疗案件，各个医疗单元都可以做到快速响应，提高办事效率，为快速高质量地解决问题提供了有力的保障。

信息公开，提高社会参与度

医疗元宇宙还有个很大的特点就是信息公开透明。信息公开的最大好处就是便于医药和器械的相关知识的推广和普及。药品怎么使用是安全的，器械怎么应用是合理的。元宇宙中的用户们通过药品使用的真实案例就能一目了然。同时，透明的监管制度也将实现真正的"阳光监管"。便捷的举报通道，让群众形成人人监管、共同治理的局面，药品和器械在现实世界里的"阴暗角落"，在医疗元宇宙中将无处遁形。

3. 医疗保险监管措施的创新

案例分析：

在山东某地区，大多数村民名下的城乡居民医保账户近5年来莫名出现多次脑中风的医保结算记录。有孩子刚刚5岁就有了脑中风的医保结算记录；有的村民常年在外务工，一次也没有去过村里的卫生室，名下的医保账户也出现了脑中风的结算记录，村民脑中风比例高达90%，涉及人数达2000多人。

对此，人们忍不住追问：到底是医保管理出现漏洞，还是存在欺诈骗保的行为？

医保基金是群众的"救命钱"，医保管理容不下任何"糊涂操作"。若是医保管理出现漏洞，村医错误登记病名，无辜背上"病"的村民，正常的就业、保险赔付都可能受到影响；若是存在欺诈骗保行为，在医保基金"穿底"风险日益凸显的情况下，私人诊所、村级诊所想方设法套取基金，让本来就捉襟见肘的医保基金更是雪上加霜。"脑中风村"到底发生了什么，公众期待一个确切的答案。

医保基金本来是用来治病救急，但是医保管理仍存在漏洞，管好用好医保基金任重道远。只有把医保管理的篱笆扎得更密，百姓的"救命钱"才能被守护好。

医疗元宇宙由于其医疗数据的统一性与规范性达到一个新的高度，所以现实中很多信息孤岛问题将不复存在。通过医疗元宇宙的大数据分析技术，保险管理机构则可以重构医保对医疗费用审核监管的全新模式，从而达到遏制"过度诊疗"行为、控制医疗费用不合理上涨，从而达到规范诊疗行为的目的。

我们不难想象，医疗保险单据在医疗元宇宙中的审核大多是由元宇宙里的 AI 来完成，这就减少了许多人工干预可能带来的舞弊风险和人工可能操作失误而产生错误的风险，其功能和流程将更加合理。而 AI 的医疗元宇宙大数据挖掘技术，由于数据的全面性而显得更具有意义。这些都可以为医保政策的调整和体制改革提供有力依据。

目前，商业医疗保险作为政府基本医疗保险的补充，市场规模有限。由于包括市场结构限制在内的种种历史原因，无论是政府医疗保险机构还是商业保险公司，整体来看业务经营管理仍然比较粗放，还没有充分实现大数据分析为企业发展带来的价值。

在医疗元宇宙中商业医用保险也将发挥重要作用，其价值就在于可在保障医疗质量的前提下有效控制医疗的费用。医疗元宇宙全面的大数据分析和与普通医保的动态资金流向的动态图像对比，我们可以有效找出人们医疗消费驱动因素，以此作为医疗支付决策的依据。这些决策分析将直接影响到如何留住新老用户，以及是否继续购买这些商业医保。

第三节　医疗支付体系

发展现状

2020 年 2 月，国务院印发了《关于深化医疗保障制度在改革的意见》（以下简称《意见》）。作为我国中长期医改改革的纲领性文件，《意见》提出四个医保核心机制，其中就包括"建立管用高效的医保支付机制"。随着我国经济进入新常态，面临人口老龄化、疾病谱慢病化、创新药械应用提速化，医保支付方需要从增量改革转向存量改革，从被动买单转向主动调控医疗服务行为。现如今，我国医疗支付呈现以下特点。

首先，多种医疗支付方式并存，但仍以按项目付费为主。目前来看，我国的医院主要采取按项目付费的方式，这样的方式虽然可以提高医院的财务效率，但是却容易引发过度医疗的问题。2017 年，国务院办公厅颁布了医疗支付方式改革的相关指导意见，制定了复合式医保支付方式的总框架，要求实行按人头付费、按床日付费、点数法等多种支付方式相融合的方式。按照国家的指引，我国的医院也根据自身实际情况探索复合式医疗支付方式。

从效益上来看，控制医疗费用与保障医疗质量难以兼顾。控制费用是我国医疗支付方式改革的重要目标，也是抑制过度医疗消费的有效手段。但是从现实情况来看，控制费用必然会影响一部分医务人员的收入，从而影响其工作积极性，因此可能会降低服务质量。如何同时保证控制费用与提升服务质量是当前阶段需要解决的问题，也是我国医疗支付方式改革的难题所在。

此外，移动支付方式逐渐普及，惠民程度有所提升。从目前的实践来看，移动支付方式主要以微信、支付宝为主，我国部分医院已经开始探索移动支付方式。患者只需要在自助缴费机器上进行扫码就可以实现快速缴费，还可以通过支付宝关注相关医院的生活号，完成挂号、缴费、查看结果等服务。移动支付方式的推进，不仅节约了患者的等待时间，而且几乎可以完成所有非医疗环节的服务，有效提高了患者的满意度。

我国医疗机构改革政策也有很多与支付或医疗保障制度相关的政策出台。

2016 年 10 月国务院发布《健康中国 2030 规划纲要》，重点内容包括：优先支持社会力量举办非营利性医疗机构。推进和实现非营利性民营医院与公立医院同等待遇；逐步扩大外资兴办医疗机构的范围；推动非公立医疗机构向高水平、规模化方向发展，鼓励发展专业性医院管理集团。

2017 年 1 月国务院发布《关于推进按病种收费工作的通知》，重点内容包括：将按病种收费纳入公立医疗机构绩效考核体系，扩大按病种收费的病种数量，城市公立医院综合改革试点规范类地于 2017 年年底前实行按病种收费的病种不少于 100 个。

2017 年 7 月国家发改委、国家卫健委发布《建设现代医院管理制度的指导意见》，重点内容包括：完善医院管理制度；积极探索公立医院管办分开的多种有效实现形式、统筹发行政府办医职责；明确政府各级各类医院医疗质量安全等行为的监管。建立"黑名单"制度。形成全行业、多元化的长效监管机制；落实公立医院经营管理自主权。

2017 年 7 月国务院发布《关于印发新一代人工智能发展规划的通知》，重点内容包括：推广应用人工智能治疗新模式新手段，建立快速精准的智能医疗体系。探索智慧医院建设，开发人机协同的手术机器人、智能诊疗助手。研发柔性可穿戴、生物兼容的生理监测系统。研发人机协同临床智能诊疗支持类方案。实现智能影像识别、病理分型和智能多学科会诊。

2018 年 4 月国务院发布《关于促进"互联网+"医疗健康发展的意见》，重点内容包括：支持医疗机构应用互联网等信息技术拓展医疗服务空间和内容。构建覆盖诊前、诊中、诊后的线上线下一体化医疗服务模式；鼓励医疗卫生机构与互联网企业合作，加强区域医疗卫生信息资源整合。

2019 年 1 月国务院发布《关于加强三级公立医院绩效考核工作的意见》，重点内容包括：在全国启动三级公立医院绩效考核工作。初步建立绩效考核指标体系、标准化支撑体系、国家级和省级支持类绩效考核信息系统，探索建立绩效考核结果运用机制。

2020 年 3 月国务院发布《关于深化医疗保障制度改革的意见》，重点内容包括：健全全科和专科医疗服务合作分工的现代医疗服务体系，强化基层全科医疗服务；加强区域医疗服务能力评估、合理规划各类医疗资源布局。促进资源共享利用，加快发展社会办医、规范"互联明医疗"等新服务模式发展。

2021 年 3 月国务院发布《中华人民共和国国民经济和社会发展第十四个五年规划和 2035 年远景目标纲要》，重点内容包括：加强公立医院建设。加快建立现代医院管理制度。加快优质医疗资源扩容和区城均衡布局、建设国家医学中心和区域医疗中心。加强基层医疗卫生队伍建设；加快建设分级诊疗体系，积极发展医疗联合体推进国家组织药品和耗材集中带量采购使用改革，发展高端医疗设备。实施医师区域注册、推动医师多机构执业。

2021年5月国务院发布《深化医药卫生体制改革2021年重点工作任务》，重点内容包括：常态化制度化开展国家组织药品集中采购。逐步扩大药品和高值医用耗材集中带量采购范围；深入实施公立医院绩效考核；开展公立医院高质量发展试点；加快推进分级诊疗体系建设，改善基层基础设施条件，发展社区医院。

2021年6月国务院发布《关于推动公立医院高质量发展的意见》，重点内容包括：发挥公立医院在城市医疗集团中的牵头作用，建立健全分级分层分流的重大疫情救治体系；加强临床专科建设，推进医学技术创新强化信息化支撑作用。

2021年6月国家卫健委、国家中医药局发布《关于进一步加强综合医院中医药工作推动中西医协同发展的意见》，重点内容包括：进一步加强综合医院中医临床科室建设；加强信息化支撑、设置互联网医院开展互联网医疗服务、鼓励提供互联网中医药诊疗服务；创新中西医协作医疗模式；加强医疗质量管理；加强中医药队伍建设。

同时，我国从"十五"规划到"十四五"规划的医疗机构政策改革的整体布局也出现了显著的调整（图 8-5）。

虽然目前的医疗支付方较之以前在便捷程度上有了很大程度的提高，但是仍然存在许多问题。目前的二维码支付存在被盗用的风险，比如，有人可能将其账号覆盖到收银的二维码上，从而盗取客户财物。有些医疗机构在移动支付之前还要填报一堆信息，十分麻烦。还有因为受到移动设备本身属性的限制，比如，在没电或死机状态下就无法支付，从而耽误患者治疗。

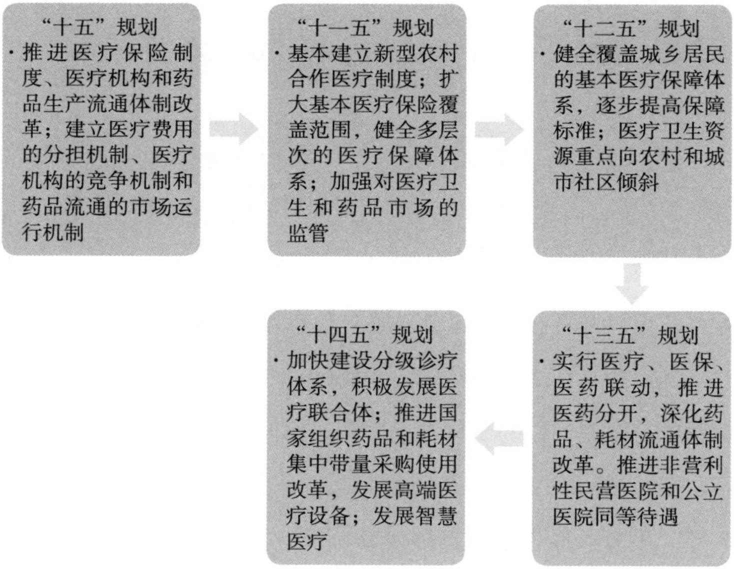

"十五"规划
·推进医疗保险制度、医疗机构和药品生产流通体制改革；建立医疗费用的分担机制、医疗机构的竞争机制和药品流通的市场运行机制

"十一五"规划
·基本建立新型农村合作医疗制度；扩大基本医疗保险覆盖范围，健全多层次的医疗保障体系；加强对医疗卫生和药品市场的监管

"十二五"规划
·健全覆盖城乡居民的基本医疗保障体系，逐步提高保障标准；医疗卫生资源重点向农村和城市社区倾斜

"十四五"规划
·加快建设分级诊疗体系，积极发展医疗联合体；推进国家组织药品和耗材集中带量采购使用改革，发展高端医疗设备；发展智慧医疗

"十三五"规划
·实行医疗、医保、医药联动，推进医药分开，深化药品、耗材流通体制改革。推进非营利性民营医院和公立医院同等待遇

图 8-5　中国国民经济规划 - 医疗改革政策的演变
资料来源：前瞻产业研究院整理。

医疗元宇宙支付体系的探索

在医疗元宇宙时代，首先，在技术层面采用区块链技术，这使得安全性更高，并且支付过程、资金流向也都一目了然，这就有效避免了挪用公款事件的发生。其次，随着诊断类别的精细化，医疗支付也更加精细准确，随之带来的是相应医疗资源成本的减少。最后，支付紧随医疗过程进行，哪里需要就在哪里支付，整个支付过程在功能上更加有针对性，减少了中间环节，也实惠了大众。

下面具体看看都有哪些方面的突破。

1. 支付方式变革，支付安全提升

案例分析：

厦门的张先生在网上买一个价值 200 元的东西，想用微信钱包支付，但被告知不能用微信钱包支付，称钱包转账只能给到个人账户，无法入公司的账户。骗子让张先生进入微信钱包的付款界面，要求发条形码上的 18 位数字，他没有犹豫直接发过去了，骗子从张先生的账户扣除 2800 元。紧接着，骗子以扣错款为由，再次索取 18 位数字付款码，从张先生的账户再次扣除 2790 元。

手机支付虽然流行，但是存在弊端。首先是使用便捷度较低，用户需要在手机上下载钱包 App 才能实现刷卡、充值等功能，这导致了一定的安全隐患。此外，不能保证每个人都能操作智能手机，或在特定情况下有能力操作。

目前大多数医院都实现了 IC 卡和二维码支付技术，有些医院还实行了指纹支付和人脸识别支付等技术。这些方式虽然为大多数患者带来了便捷，但也存在着一些问题，比如 IC 卡的遗失可能被人盗用，二维码被人拍照复制，指纹支付和人脸识别技术表皮破损无法识别等问题。而因毁容或手指破损而去就医的人屡见不鲜。

那么医疗元宇宙中有没有一种更好的支付方式可以打破这种困境呢？我们先不着急给出结论，先看看元宇宙中有何交易特点。

由于在元宇宙中实行的是一种虚拟环境中的数字交易，所以它本身就有一些现实世界无法比拟的优势。第一，它是基于区块链技术的，所以在元宇宙中每一笔交易都是有据可查的，也正因此，其透明度相对较高。第二，货币总量控制更加严格，这就基本上可以避免通货膨胀的出现。第三，对于交易本身，对方可能只需要一个虚拟地址或虚拟 ID 就能为对方付款，交流流程无须第三方参与，十分便捷。第四，所有交易都是相对公开的，除非自愿，否则你的资产无法被盗取。第五，元宇宙由于是真实世界的孪生场景，所以很多交易都可以在熟悉的场景中进行熟悉的操作。简单来说就是，在医疗元宇宙中的支付，交易安全、流程清晰、方法便捷。

根据这些交易特点，我们设想出一些交易方式。比如，那些毁容或整容的人无法进行人脸识别、那些手指有损害的人无法进行指纹识别。在元宇宙中，这些人可以通过自身的唯一 ID 认证来直接进行支付。支付的场景可以选择自己熟悉的场景（如银行的柜台）。也可以创造出一个双方认可的私密空间进行直接交易，交易都是点对点进行的，这可以减少第三方可能带来的不必要的麻烦。甚至有些人习惯人与人的直接交易，还可以通过自己的虚拟影像将虚拟货币交到某个收银人员的虚拟影像手中。这种仿真的交易既满足了患者对于熟悉交易场景的要求，又保障了交易的安全性和便捷性。

2. 支付类别细化、支付流程简化

案例分析：

一个疾病诊断点数法（Diagnosis Related Groups，DRGs）组的运营模式是：常规的眼科的白内障手术，某一年某市所有定点医院治疗单纯性白内障手术病例的平均费用是 900 元。这一年，该市所有定点医院所有住院病例的平均每例费用是 1000 元。那么，单纯性白内障手术的权重就是 900/1000=0.9。如果医保基金给每 1 个权重的钱是 1000 元，那么医院每做一例单纯性白内障手术，医保基金就给医院 0.9×1000=900 元。

遇到有并发症时，"白内障手术＋某某并发症"的病例又被列入另外一个 DRG 组里，其会得到一个分值更大的权重，从医保基金中得到的钱就更多。像心脏支架手术、胃切除手术等治疗难度大的疾病。以上只是简单化的举例，实际的计算将会更精细。

医保 DRG 付费还可以有效控制医疗质量和医疗费用。比如上述单纯性白内障手术权重是 0.9，医保基金支付 900 元。某医院做该手术花了 1000 元成本，超出的 100 元要自己掏钱；如果只花了 800 元，医院就赚了 100 元。这样，医院就有动力去改变原来摊大饼开大处方多花钱的做法。医院、医生、患者都能获益，也避免了医保基金浪费，从而把钱花在刀刃上。

看病贵的问题，不仅让患者的家庭背上不小的经济负担，也会让宝贵的医保资金面临流失和浪费的风险。怎样才能破解这一难题是医保管理机构一直探索研究的课题。

近些年，疾病诊断点数法付费的方式在多家医院得到了应用。这是通过医保资金的精细化管理来实现医疗支付成本降低的一种方式。2019 年，一位年轻的母亲带着女儿在金华中心医院的儿科门诊就诊，女儿的主要症状是咳嗽，焦急的母亲希望拍片、输液让女儿的疾病快点好转。但是儿科主任王凯旋表示并不需要这些项目，只是开了一些常规药品给这位母亲，这位母亲也表示认可医生的方案，孩子也少受点折腾。王凯旋医生的做法是作为一名医生的职业操守，也是基于医院当时推行的DRGs的付费改革。DRGs是根据患者年龄、性别、住院天数、临床诊断、病症等因素，把患者分入成百或者上千的相关组，然后决定其应给医院多少费用付费方式。某种程度上讲，它对医生产生了制约机制。

2018年12月，我国国家医保局发布了探索建立DRGs疾病诊断相关分组体系的通知，此种方式是国际医疗支付方式的主流，也是我国医疗支付方式改革的重点内容。这种机制可以有效地避免医疗资源的浪费和节约患者的就医成本，而在医疗元宇宙中这种精细化程度将得到进一步的提升。在医疗元宇宙时代下，以前很多线下的诊疗项目都可以在医疗元宇宙内完成，一些基于物联网技术的检验检查通过一些规范化流程在元宇宙内实现，医学检验人员会大幅度减少。以血常规为例，根据DRG付费方式，为了控制总消费额度，此类检测项目会被取消，因为要预留出患者用药的额度。在这种情况下，通过医疗元宇宙医疗大数据分析精准判断用药量，这样必定不必去做体检。因此体检和检验化验的业务量都会缩减，进而相关的检验人员也会随之减少，减轻医院的人力成本。同样，在医疗元宇宙支付模式下，一种病需要哪些药，基本都固定化了，门诊医生的含金量部分变成了疾病诊断，这样医生量也会减少。随之带来的就是患者相应需要支付的医疗成本也随之减少。

3. 支付时空打破，支付功能增强

案例分析：

杜先生是一家国企员工，平时工作繁忙，经常加班。2019年8月的某天，因气温变化出现发热咳嗽等症状，但是一想到以往到医院看病检查都需排长队，没有个大半天下不来就很闹心，就没有及时去医院。然而拖延几天病情不断加重，杜先生不得不早早来到哈尔滨市第一医院准备排队。没想到杜先生一进到门诊就看到微信、支付宝等多种预约挂号就诊方式，没有冗长的候诊队伍。更让他感到欣喜的是在诊室里医生开具的血常规、胸片等检查，以及30分钟内即可出来的检查结果、医生会诊后的开药项目的费用均可在诊室里支付，不用再拿着医保卡和缴费的单据到窗口排队缴费，省去了二次缴费和出示医保卡等烦琐流程，这让本来因感冒引起四肢无力的他少跑了许多路。由于优化流程通过叫号系统及多窗口开放，不到一个小时杜先生就完成挂号、诊病、化验等流程，检验结果也可通过手机查询，不必在医院等候或者再来医院取结果。杜先生高兴地说："没想到现在医院看病都这么方便快捷了。"

由以上案例可见，依托医疗元宇宙支付体系，"诊间支付"

服务平台在不断拓展医保电子凭证的服务深度和场景应用广度。参保人通过社保卡、医保电子凭证、身份证等多种介质实现自助挂号、自助缴费、自助开单、线上结算等功能，实现医保业务全流程"网上办""码上办""自助办"，减少了患者反复来回跑和排队的等候时间。

显然，诊间支付方式的出现，确实是极大地方便了患者。在医疗元宇宙中，这种支付方式再一次得到了升华。首先，打破了时间和空间的界限。比如药品的购买，我们无须从医院药房购买而是将电子处方直接流转到药品生产企业，直接从药企购买。这样就减少了各个中间环节，最终受益的是患者。其次，哪里需要增项，哪里就可以支付。某个诊断过程可能某医生先开出了化验单需要支付，根据化验结果买药需要再次支付，根据化验单需要做医学影像检查需要再次支付，影像检查结果出来需要购药，需要再次支付。这种反反复复的在诊疗过程中产生的费用在医疗元宇宙中无须奔波，可以实现随时需要随时支付。这就大大方便了患者，简化了不必要的手续。

第四节　医疗服务提供体系

发展现状

2021 年 7 月 1 日，国家发改委、卫健委、中医药管理局和国家疾病预防控制局共同编制《"十四五"优质高效医疗卫生服务体系建设实施方案》。方案提出，到 2025 年，在中央和地方共同努力下，基本建成体系完整、布局合理、分工明确、功能互补、密切协作、运行高效、富有韧性的优质高效整合型医疗卫生服务体系。2009 年以来，新一轮医改开启了中国医疗服务产业发展的新阶段，来自需求和供给两端的驱动助推我国医疗服务体系不断完善。

首先，医疗服务产业链涵盖医疗服务预防－诊断－治疗－康复的全过程产业体系，其发展主要受支付方、技术、业态和应用场景四方面变化的影响（图 8-6）。其中，支付方是驱动医疗服务产业发展的关键因素，医疗保险对医疗机构支付的方式逐渐从后付制过渡到预付制，极大地推动了医院的财务管理变革，进而成为医药、医保和医疗三医联动改革的内在驱动力。在新医改、分级诊疗制度的推动下，医疗服务产业链正加速分解、重组和创新，民营医院、民营诊所、第三方医疗服务、健康管理、互联网医院等新业态不断涌现，并从突破传统的以公立医疗服务机构为主体的医疗服务空间场景，催生出医联体、零售化医疗及互联网医院等更加丰富的医疗服务应用场景。

其次，在过去的很长一段时期，中国的医疗服务产业还只是以医疗服务为主，核心为"治病"，而非"预防"。但是随着中国医疗服务市场逐步开放以及人民群众的生活水平日渐提高，人们的保健意识逐渐增强，整个医疗服务产业逐渐从"医疗服务"向

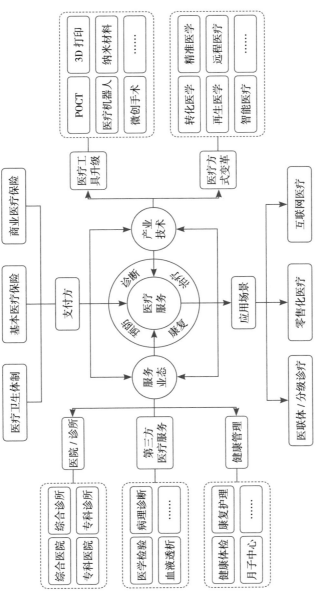

图 8-6 医疗服务产业链

"健康服务"转型。消费者愿意为更好的服务和高质量的健康医疗产品买单，由此带动了健康体检、健康调理、健康咨询、健康管理、美容护理等预防、康复类健康服务行业的快速成长。

再次，随着新医改的深入推进，国家逐步放开医疗市场准入，机构投资者和产业资本纷纷涌入医疗服务产业，在医疗服务市场化的大趋势下，多元化医疗服务主体蓬勃发展，传统医疗服务产业链不断分解、重组，传统公立医院内的检验、影像、康复、护理、血透、消毒、体检等非核心功能逐渐脱离主体，促进民营医院、民营诊所、第三方独立医疗服务机构、健康管理机构、互联网医院等产业新业态的不断涌现。2016 年，国内民营诊所已经达到了 169377 家，并以每年 6000 家以上的速度增长。2017 年，第三方医疗服务机构进入快速发展阶段，预估已突破 10000 家。2018 年，互联网医院由探索期进入爆发期，数量已达到 95 家。随着更多的社会资本介入医疗服务产业领域，多元化、多层次办医的格局将逐渐形成，中国的健康医疗服务业态将更加地细化。

最后，随着新医疗服务技术近几年保持高增长态势，现代科技不断推动医学研究的突破，POCT、医疗 3D 打印、医疗机器人等技术推动医疗工具的升级，精准医学、再生医学、转化医学等创新性技术不断颠覆过去的医疗服务方式。新医疗技术已经越来越超出了单体的食品医药、医疗器械、健康服务等的产品范畴，超出了生物技术、微创技术、理疗技术等的技术范畴，产品和服务之间的界限越来越模糊。如精准医疗技术逐渐应用到个性化诊断、治疗领域，基因测序、基因诊断、免疫治疗、干细胞治疗、生物样本库、临床大数据等精准医疗技术加速医疗服务产业的变革。具有精准化、数字化、智能化、一体化的新医疗技术将是引领医疗服务产业未来发展的方向。

在多元办医服务机构的主体中，民营医院是社会资本进入的重要撬动点，而医生集团以及高端医疗服务是受关注的二级市场。2020—2021 年 7 月中国医生服务类投资项目数分布中，中医领域获得资本关注度最高，获得融资项目最多，而私人医生、医患服务和医生社区是值得关注的新的投资增长点（图 8-7）。

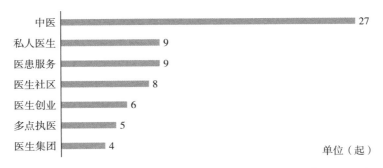

图 8-7　2020—2021 年 4 月中国医生服务领域或融资项目分布
数据来源：艾媒咨询。

数据显示，中国不同医疗服务机构项目数分布中，医院处于投资热度的第一梯队，另外，医疗美容机构、养老机构是值得关注的新的投资增长点（图 8-8）。

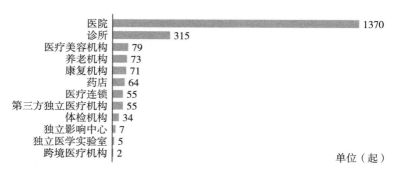

图 8-8　截至 2021 年 4 月 23 日中国医疗服务机构领域投资
项目数量分布

数据来源：艾媒咨询。

医疗元宇宙服务体系的探索

在医疗元宇宙中，医院对患者的服务方式的改变。比如，在现实世界医生查房次数一般是在每天清晨走到各个病房走一圈。其实很多病症通过走马观花式的查房，很多细节变化都难以被发现。而在医疗元宇宙中，通过虚拟世界的查房就十分便捷，医生的精力也可更多地放在患者本身，所以相应的频率也可以有一定的增加。哪些患者有病灶的变化，哪些有出现急症的征兆。医疗元宇宙都可以进行分级预警。预警分绿、蓝、黄、红四个级别分别代表无症、轻症、中症、重症。绝大多数的情况，由于医疗元宇宙的便捷操作性，医生在轻症阶段就会进行处理了，少量疾病在中症也会得以处理，处于重症的情况可能只是极少数的疑难病症。这样的情况，人们的身体健康情况都会普遍向好的方面整体迈进一步，医生和专家也能腾出更多的精力去攻克那些医学上的难题。之所以会有这些改变，是因为医疗元宇宙的服务理念更加以人为本、服务形式更加全面立体。

1. 树立以人为本的服务理念

案例分析：

年逾五旬的王某是低保人员，有高血压、冠心病、胃出血等病史，长期在某医院住院治疗。2017 年 11 月的一天晚上，他突感不适，被医生诊断为上呼吸道感染、胃炎、胃出血。两天后，他仍感到头疼、乏力等，继续在医院输液治疗。当晚，他所在社区的领导来到医院探望。嘘寒问暖之后，领导赠送了一笔慰问金给他，叮嘱他好好养病，并承诺由社区为他报销部分医疗费用。

王某听后情绪非常激动，流下了眼泪。社区领导离开病房不到十分钟，王某的病情突然加重，出现严重的头昏、乏力、心慌、胸闷等不适症状，后经抢救无效而死亡。尸检的结果为：主动脉破裂、出血导致急性心包填塞死亡。随后，王某的家属认为医院在治疗过程中存在过错，将医院起诉到重庆北碚区法院。

法院审理后认为，王某的死亡，首先是因为自身疾病，其次是受外界因素影响而出现情绪激动，最后导致主动脉血管破裂死亡。因此，王某自身应负主要责任。医院在对王某进行治疗时，发现王某患有高血压、冠心病，虽然告知过王某应控制情绪等注意事项，但是在治疗中医院一直没有给王某用降压药，应属用药不够规范。因此，医院应该承担降压不力的责任。2019 年 5 月，重庆北区法院对此案做出判决，判令医院赔偿死者家属 9 万余元。

我们简单分析下这个案例。在此医疗活动中，医疗机构及其医务人员不仅只是将患者的病情、医疗措施、医疗风险如实告知患者，还应当制定规范、处理医疗事故的预案，预防类似的医疗事故的发生，减轻医疗事故的危害。

那么在医疗元宇宙中我们的精细化服务可以有哪些突破呢？

首先，在医疗元宇宙中完全是以病人为中心而构建的服务体系。病人的情绪波动不仅可以从各种数据图谱中得到，而且可以直观地从患者的孪生影像中看到。在具有沉浸感的虚拟病房内患者跟自己的亲朋好友们敞开心扉、畅所欲言地交流，难免会有一些情绪上的波动。患者情绪的波动伴随着表情的变化，而通过元宇宙内的卷积神经网络等技术，这些表情所带来的身体变化可以很好地被提取，这些变化可以在元宇宙内患者的虚拟表情旁边展示，也可以隐藏起来，医生或患者本身可以按照需求来调用,从而为医生或患者本身对疾病的早发现、早治疗提供有力的依据。

其次,其实这些波动的量化情绪指标在医疗元宇宙中可以以虚拟小人的形象出现,用不同颜色的小人表示其情绪可能带来正负面影响。按照现在人们对颜色的认知习惯,可分为绿、蓝、黄、红四种颜色。绿色小人表示情绪对身体有益,患者可以尝试长期保持这种情绪;蓝色小人表示情绪平稳,对身体健康没有太多的影响;黄色小人表示情绪有一定波动,对患者有一定的警示作用,表示已经对身体有一定影响;红色小人表示情绪已经严重影响到身体的健康状况,在这个阶段应该有医生加以干预。这种分情绪等级管理患者身体的方式,可以使医生对患者的医疗诊疗服务更加有针对性。情绪管理辅助诊疗服务是医疗元宇宙中一项比较有特色的服务。

再次,医疗元宇宙的服务不仅已经渗透到了患者情绪中的每个细微之处,而且可以通过各种传感设备由表及里地反映身体各个生理结构的变化。医疗元宇宙可以利用中医的望、闻、问、切等理论对患者进行一系列的量化分析。比如,通过手脚温度感应,怕冷,易感冒、腹泻等特征可以通过智能分析得出阳虚体质等。阳虚体质的虚拟人一旦被确诊,会呈现一种面色苍白、四肢酸软的形象。医生一眼就可以辨识出患者的虚症,再加上通过舌苔和诊脉所传感进来的数据,判定病人是何种体质,应被加以何种调理。中医具有很强的医疗辅助效果,可以规避许多潜在的健康风险，这种体征监测可以从更加宏观的层面提供健康服务，从而得出相应的中医体质服务论断和相应的调理方案，进而可实现"未病先防"和"即病防变"的目标。

最后，医疗服务体系除了对服务个体的点状深入，还有对医疗生态的横向融合。作为医疗生态体系一分子，医疗服务体系在医疗元宇宙中将多个领域的服务融会贯通，使行业标准统一化，行业间的壁垒被打破。还是拿王某这个案例来说，在医疗元宇宙里医疗器械企业提供设备实时动态监测。一旦出现紧急情况，药企同时可以根据患者病情及时用药加以救治。医生在接到警报的第一时间进行远程救助，机器人护士对于紧急情况进行辅助护理。在这种多级医疗服务联动的加持下患者的生命必然会得到最大限度的救治。这种打破时间和空间的多元化医疗服务必然会挽救更多的生命，更精准、更全面地为人民的健康生活保驾护航。

2. 创建全面立体的服务体系

护士，我的输液瓶空了；护士，我需要换导尿袋了；护士，我需要做个病理检查……忙碌、嘈杂，这些可能就是以前我们对医院病房最直观的印象。随着医疗信息化、智能化的发展，这些情况有所缓解。但相比对医护人员所提的五心服务（即善心、细心、耐心、包容心和同情心），这些还有一定的距离。因为有时在患者住院高峰期，医护人员也确实很难做到面面俱到。那在医疗元宇宙中能否达到这种令患者满意的优质服务呢？下面我们可以看看医疗元宇宙都能为我们带来什么。

导诊服务，有条不紊

在医疗元宇宙中，导诊服务都变成了漂亮的虚拟小姐姐。根据自己喜好，你可以选择任意选择自己感觉舒服的声音来为你服务，各种语音应有尽有。关于导诊本身，除按照日常的先后顺序来就诊外，元宇宙 AI 病情筛查系统会将急重症患者优先排序。普通的患者 AI 系统会根据病情进行诊室推荐。如果是需要看多个诊室的患者，也不必二次排队，他可直接安排到正在就诊人的后面，这样可以提高多科室就诊患者看病效率。患者也可根据自己意愿自行选择科室。总之，元宇宙内的导诊是灵活而有序的，并且让患者有宾至如归的服务幸福感。

检查服务，循序渐进

检查服务是诊断前必不可少的环节，医疗检查的种类繁多。下面就影像检查、心电检查、病理检查、中医检查四个方面来探讨。影像检查可以说是医疗元宇宙的最大优势。通过 VR 影像技术和 AI 图像识别技术，医护人员阅片、评片将全方位、无死角、更加清晰、精准地看清病灶的每个细微之处。这为最后做出精准的诊断起到了至关重要的作用。图像的处理也分为多级化，可以浏览原始影像，也可选择增强影像、局部边缘增强影像、病理特征提取等。可自动生成病理特征的量化分析、自动检索相关案例对比分析等。影像诊断报告也是会随之生成。纳入医疗元宇宙影像库中，以后便于检索；心电检查也可在医院元宇宙中很好地实现。医生在分析波形图时，有些波形所反映出的疾病可能并不十分明显。一旦出现这种情况，医生可以选择开启智能辅助诊断图像。这时，这些死板的线条就会变成一个个生动的医疗三维实景场景。医生可以更加快速地找到波形异常的关键，进而做出更为合理的判断；病理检查需要将病理切片转换成虚拟数字切片，需要进行元宇宙显微操作，所以对医疗传感设备精细化程度要求比较高。这些数字切片在进入医疗元宇宙体系后，就变得鲜活起来。检验人员可以对切片进行放大、缩小、标记等操作，从而进行全方位的立体检查进而发布精准的病理报告；中医检查是医疗元宇宙中比较特别的一个检查。传统中医讲究望闻问切，这就要求传感设备将就诊人的图像、语音、脉象、经络等信息都传到元宇宙系统中。特别值得一提的是经络诊断，经络信息可动态反映出整个身体的经络走向，形成并整理临床辨证，元宇宙医疗虚拟医生可以进行常规性的初步筛查，给出治疗意见。最后形成中医诊断报告。报告通过一系列量化指标，显示各脏腑器官等部位的病因，为临床诊疗提供针对性与适用性较强的诊断依据。

诊疗服务，环环相扣

医疗元宇宙普通诊疗是最常见的治疗方式，它与目前最大的不同是，患者可以在诊室中选择自己舒适的诊疗背景环境，也可配上自己喜欢的轻音乐，甚至你在现实环境下点上熏香，通过传感设备传到元宇宙中，熏香的烟雾随着音乐迎风飞舞。这种完全沉浸式就诊科室，使就诊人完全享受在诊疗的快乐之中。元宇宙会诊也十分有特色。诊断一旦出现不确定性因素，医生可根据不确定性的程度选择快速会诊或中长期会诊。另一端的专家根据自己的时间情况或专业程度来选择是否接受会诊邀请。元宇宙内的会诊可以是三方也可以是多方，对于有价值的案例专家会诊，自己医学院校的学生可以被邀请来旁听，加强学生对典型病历的认知。专家们在进行病历探讨时，可通过患者某部位或器官运用三维影像放大观察，深入探讨。这可使患者得到更为高效的诊疗。对于一些专科病人或急重症患者，医疗元宇宙可以进行线下转诊就诊指导。医疗元宇宙可以为病人呈现区域医疗机构三维成像，供患者选择。医院方可针对三维成像中的医院属性信息提供自下而上转诊推荐，患者也可以自行做出转诊选择。当然，也存在自上而下的转诊需求。某些病症趋于缓和但仍需要护理的患者，也可以通过元宇宙选择自己住宅附近的中小型医疗机构来养护、调理。双向转诊在医疗元宇宙中变得十分便捷并且直观高效。

护理服务，细致入微

医疗元宇宙护理服务是以虚拟人护理为主、实体护理为辅的工作方式。对于一般性护理，虚拟护理人前期编译好的既定指令进行常规性护理，比如按时换药，按时理疗等。这些对身体的操作也是通过前端的机械臂等传感设备来进行。定制化服务需要患者，支付一定费用提前定制。比如打针、针灸等这些需要更为精细化的操作事项。此外，重症监护也是护理中的重点和难点。医疗元宇宙会对重症建库患者进行实时生命体征监控，重症监护包括元宇宙虚拟护士的常规监控，也包括真实护士的后台监控。常规监控就是 24 小时不间断地动态观察、提供患者实时的监护数据、对异常情况预警和发生警报等功能。特别设立有专家紧急通道。一旦出现危急情况，通道被打开专家通过传感设备紧急处理。针对病危的患者，医疗元宇宙可以提供温馨的临终人文关怀。比如，会有一些色彩柔和的背景色，舒缓的轻音乐等，以给家属最大的心理慰藉。

医疗教育服务，形象易懂

医疗元宇宙医疗教育服务与现在普通医学院校教学最大的区别就是，它具有十分强烈的身临其境感和参与感。目前学校的学生知识都来自书本理论，最缺乏的是实践经验。拿手术来说，医疗元宇宙可以很好地使学生进入沉浸式感受来自患者的影像病灶，亲手模拟实操手术来切除病灶，即使出现操作失误，由于是模拟，也不会有任何影像。但学生其实已经积累了相应的手术经验。避免在真实手术中出现类似的情况。除模拟亲自主刀手术外，学生还可以通过医疗元宇宙手术示教来进行深入学习。前面讲过了病理切片的数字化技术，学生根据病理信息精准掌握病灶特点，通过 VR 技术虚拟呈现各种器官、组织或血管等生理结构。学生的各种感官在医疗元宇宙手术示教系统得到了充分调动，这就使学生把学习变成了一种享受，尽情遨游在医疗科学的海洋之中。

第五节　医疗决策支持体系

发展现状

　　临床决策支持系统是通过医学专家系统开发、应用产生式规则的推理引擎，将医学专家的专业知识和临床经验经过整理后，存储于计算机的知识库中，利用逻辑推理和模式匹配的方式，帮助医生进行诊疗推断。从 20 世纪 70 年代末期，我国开始研制开发此系统，并且该系统只支持单一病种，在北京中医医院以及吉林大学开发的"中医妇科专家系统"均有此类系统的应用。临床决策支持系统是医院信息化建设的重要目标，其根本目的在于评估和提高医疗质量，帮助降低因用药不当或操作不当而造成医疗事故的概率，帮助医生更好地决策，减少对患者不必要的伤害及提升医疗质量。近年来，计算机网络和人工智能技术有了飞跃的进步，临床决策支持系统正朝着实际应用方向迈进，但仍有许多关键环节制约着该系统的发展，如图 8-9 所示。

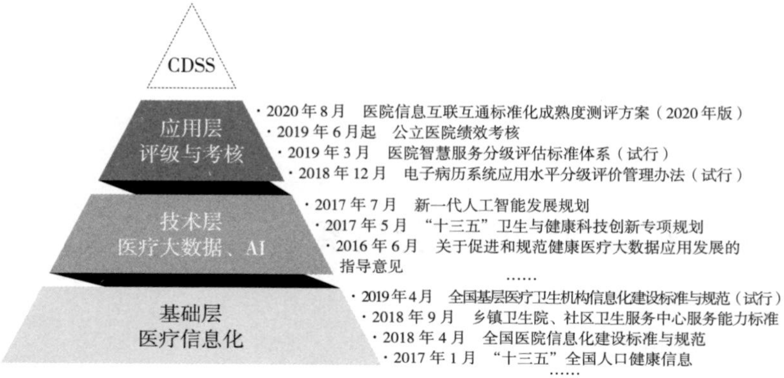

图 8-9　临床决策支持系统架构

　　一方面，该系统应用场景较为局限，没有相应的统一标准，而且将相应专家的经验以及医学知识转化为计算机语言非常复杂，同时存在各种疾病表述不一致，数据不标准等问题。另一方面，建立这样的系统涉及整个医学领域的方方面面，需要的数据众多，所以需要建设大型数据库系统。临床决策除需要全面了解患者的病情特点及相应的辅助检查结果外，更考验医生在长期临床过程中的辩证思维。然而即使在电子病历日益普及的当前，由于电子病历中记载的信息，包含很多诸如CT、脑电图等非结构化数据，增加了数据挖掘的难度，使得很长一段时间内临床决策支持系统的数据库容量过小，严重影响了临床决策支持系统的可靠性。信息壁垒的存在阻碍临床决策支持系统的应用和发展。各个医院的电子病历虽然较为全面地记录了患者的病情以及治疗过程，但受制于过去的信息化水平较低，各个医院电子病历信息不能共享，这也极大地妨碍了临床决策支持系统的应用。作为医疗信息化的一个重要分支，虽无独立政策推动临床决策支持系统的发展，但大量信息化相关政策均有提及。蛋壳研究院将这些政策划分为基础层、技术层和应用层三个层面。其中，应用层对行业起到了最大的推动作用。

基础层政策是医疗信息化相关的政策，这类政策数量最多、时间最早。早期的医疗信息化政策推动了信息技术在医疗机构的广泛应用，经历了由医院管理信息系统到医院临床信息系统的阶段。其中，临床信息系统的大范围覆盖为临床决策支持系统落地打好了基础。

技术层政策主要涉及医疗大数据和 AI。医疗数据经过长时间积累后，能够广泛运用到临床、科研等领域，但这些数据面临分散、结构化程度低的问题。随着医院、医生对于数据价值认知的改变，加之大数据、AI 技术的兴起，如何智能化处理和应用数据有了更好的解决方案。

应用层政策相对前两个层面数量较少、出台时间最晚，却是推动临床决策支持系统产品落地最快、对行业影响最直接的政策，主要包含信息化评级和绩效考核。具体而言，电子病历、智慧医院评级、医院信息互联互通评级都对临床决策支持系统应用提出了具体要求。

在三个评级项目中，电子病历评级对于临床决策支持系统的需求最为丰富，这是因为电子病历对提高医疗服务效率、保障医疗质量和安全、改善就医体验、加强医疗服务监管、促进"智慧医院"发展等，都有重要意义。

医疗元宇宙决策支持体系的探索

建立在医学科学、计算机科学、决策科学基础之上的临床决策支持系统，虽然在辅助医生进行医疗决策、规范医疗诊疗行为、减少可避免的人为失误过程中做出了不错的成绩，但由于受到当时信息技术、网络通信技术、算法、数据量等的限制，使得其在实施过程中效果并不理想。患者仍然是被动的接受者，医生方面也比较抵触，数据孤岛情况相对严重，知识库相对匮乏等问题还是大量存在。

随着医疗元宇宙时代的到来，临床决策支持系统有望解决这些难题。因为医疗元宇宙里的各种医疗数据资源都得到了相应的标准化和规范化的处理，专业的医务人员可以结合这些临床数据确定最佳的诊疗方案。以患者为中心，依据其诊断、症状、药品、检查、检验、手术注意事项及护理知识为基础的临床决策支持系统，将成为医疗元宇宙中的闪亮之星。在医疗元宇宙中，不同医疗机构、不同场景下的软件设施将实现完美兼容，整个医疗体系信息共享，海量、丰富的电子病历数据可供医疗决策使用。再加上虚拟现实、智能传感、大数据分析、物联网、云计算及事理图谱的临床决策支持系统将在医患体现、诊断的精准性、医疗知识的共享及人机交互等方面全面提升，从而使医生与患者共同受益。

1. 知识体系，全面开放

大数据的概念将在医疗元宇宙中得到新的升华。其中具体表现为数据来源更为广泛，对数据的质量、价值、权益、隐私和安全的认知也更加深入。在医疗元宇宙里分析论证方法也进一步完善，独立的数据运营商和独立的数据市场都已形成规模。医疗数据产品丰富、各种数据在科学、社会、经济方面的价值开始全面显现。独立地服务于不同的医疗领域。

大数据的发展推动了医疗元宇宙的发展，临床决策支持系统要想做到对临床医生有切实的帮助，不仅需要建立一个完整的临床知识库，包含各种新型的临床指南、医学证据、医学文献、医学字典、医学图谱、计算工具、电子病历等海量数据，而且应有良好的交互性，方便医生随时检索所需要的信息。值得注意的是，数据一定是相对开放性的，这便于医学知识的及时吸收、实时更新、不断地与其他数据库进行实时数据交换或信息共享。

案例分析：

对乙酰氨基酚在大多数国际临床指南一直被推荐为治疗腰痛和髋、膝骨关节炎的首选药物，但是乔治研究所和悉尼大学完成的研究发现，对乙酰氨基酚在减轻腰痛、髋或膝骨关节炎患者的疼痛、残疾或改善生活质量方面无效，并且可能会损害肝脏。这项研究成果很快发表于英国的医学杂志上，使传统对乙酰氨基酚用于腰痛及其他肌肉骨骼疾病的传统治疗方案被重新评估，以修正对乙酰氨基酚治疗骨关节炎的临床指南。这就要求临床决策支持系统必须随时更新数据库中的信息且可以提供相应的有效依据，以免误导医生做出错误的临床决策。

简单含义上的数据堆积对于数据挖掘和知识库建设没有意义。临床中应用的海量数据可以通过虚拟现实技术加以佐证来体现数据的有效性，而数字孪生技术大力保障了数据的及时性。

就拿上文中所提及的乙酰氨基酚为例。虚拟现实技术可以将这种化学物质通过人型化的方式进行自我介绍，这样就方便需要了解他的各类医疗机构或科学家快速提取到其中有价值的医学信息。并且，人型化后的化学物质，它还带有自身独有的化学气味，并通过传感设备传送这种物质的味觉，不管这类化学试剂是否有毒，通过传感设备传送给人们的味觉是绝对无毒的，这也是医疗元宇宙里一项十分独特的功能。人们还可以通过传感器触摸感受这种化学物质的质地。在医疗元宇宙中，人们可以用听觉、视觉、触觉、味觉、嗅觉等多种感知方式，全方位地感受一些新型事务的特征，进而对其更加深入地了解。多方的感官调动，还有其自我表述的过程，都是为其特征的最好佐证。

数字孪生技术的最大特点就是，数据与现实事务的同步性。这种特性就为医疗元宇宙中的数据实时更新提供了一种可能。我们设想，某种药品在医疗元宇宙中具象化，在不同地域的科学家发现了某种药物的某个医学特性，他们将此研究成果传送到医疗元宇宙里这个具象化的药品上，这时，药品开启自动智能分析评审功能并将分析报告发送给相关领域的专家评审。当评审通过后，药品可以以人形态出现在公众面前，将自己的新功能第一时间讲述给大众们听。这样曾经很难传播或很久才能传播到大众的信息，瞬时就能让大家了解到最前沿的研究成果，并且通俗易懂。这也就大大提高了医疗普及的效力。不仅使医疗专业人士受益匪浅，而且普通民众也提高了对某些药品用法的新知，可谓是一举多得。

总之，医疗元宇宙的出现，让知识库的更新更加开放、更加全面。这种方式最大限度地满足了人们获取所需医疗知识的需求，使人们对于医疗专业领域的相关知识的储备得到了很大的提高，进而人们对于自身疾病的斗争又多了许多强大的武器。

2. 电子病历，精准完备

案例分析：

黄女士怀孕足月后到某妇幼保健院生产，因胎位不正，在待产 10 多个小时后，医院给她剖宫产下一女婴毛毛，最终毛毛却因重度窒息死亡。黄女士认为是医院处置错误延误治疗导致毛毛重度窒息死亡，且医院修改了电子病历，遂将该医院告上法院。某律师事务所律师覃某代理了该案，有从医经历的覃律师怀疑，医院提供的病历已经不是原始病历，很有可能已经修改过，遂申请对电子病历进行鉴定。2019 年 6 月 5 日，司法鉴定科学研究院就医院方保存的相关电子病历做出司法鉴定意见，确认黄女士及其孩子的 35 条病历数据中，存在修改痕迹，但无法确定修改了哪些内容。该院所书写的部分电子病历形成时间晚于创建时间 24 小时，但不能证明该院对原始的电子病历进行了篡改，也未能显示对电子病历进行了修改，更不能证明修改了相应的何种内容。

由以上案例可以看出，无法确定电子病历修改了哪些内容，这是由于现在的电子病历系统并不完善造成的，患者不能因此直接推定该院对相应的病历进行了修改。但医疗元宇宙中的电子病历用区块链技术来进行保存，就有了个人医疗的历史数据，而这个数据真正的掌握者是患者自己，而不是某个医院或第三方机构。

那么，电子病历是如何完备的呢？

在医疗元宇宙中的电子病历并不是传统意义上的电子病历，而是可以像电影一样的画面病历。医生或患者可以调取某个时间段的病程记录，记录会展现出患者动态的生病过程，如果医生发现了某个阶段值得重点观察，可以放慢或暂停来仔细研究这个时期患者的生活方式和患病机理，这种的观察是多角度和无死角的。患者本人也可细致回顾其当初的状况，这可以有效地帮助医生确定生病的诱因，准确找到相关病灶，实现精准治疗。

系统对病历书写过程中产生的数据资料全程可追溯，所有新增、删除的内容以及改动的时间均有留痕，在满足行业监管需要的同时，为医院提供临床路径全程溯源，一旦有医疗纠纷发生，便可以作为证据。

系统提供的签名功能有助于医生身份的鉴定，其产生的法律效力与传统的盖章相同，这就让每一份病历的签名受到法律保障。电子病历作为核心的医疗大数据，规范电子病历的使用不仅能提高医疗机构的办公效率，保障患者快速得到更加精确的治疗，加速数字化、智慧医院的建设，还可以减少因电子病历引起的法律纠纷，整个行业都应该高度重视。

元宇宙电子病历还有一大特点就是，具有高清的医技资料存储功能（如医学影像资料、医学检验资料、血液资料、心电资料等）。这样的存储是运用的元宇宙统一的存储标准，这样存储无论是你换到了元宇宙内哪家医疗机构都能快速调用，并可详细查阅这些资料，这就为临床决策支持系统的辅助诊断提供了有力的依据。

3. 决策支持，智能可靠

案例分析：

2021 年 1 月，深大总医院肝胆外科收治一位 56 岁的患者黄先生（化名），黄先生右肝有着 12 厘米的巨大肝癌合并多年肝硬化。医生团队使用"肝癌 AI 临床决策系统"联合术前三维建模模拟术前切割，发现常规手术肝切除后，肝脏只剩下不足 30%，黄先生将出现肝衰竭、无法代偿，有极大的死亡风险。将全部实验室数据及影像数据导入 AI 临床决策系统的数据分析后，肝胆外科团队最终确定了分阶段肝切除术，分两步走：

第一步，通过腔镜下超声刀割开病人左右肝，并扎好患者门静脉右支主干，让血液流至左侧健康的肝。第二步，第一次术后 2 周，黄先生健康的左侧肝脏代偿，成功"养大"超过了 40%，施行了腔镜下右半肝切除，完整摘除肿瘤。切除术后，黄先生经过快速康复治疗 10 天后，顺利出院。

该系统基于对标准的、规范的近 10 万例肝癌患者的大数据分析，围绕医生和患者关心的诸多问题定制开发，拥有诸如治疗方案推荐、方案对比、生存周期预测、复发率和复发周期预测、相似病例推荐、用药推荐、治疗历史追溯、指南推荐等功能。

因此，寻求客观、有效的分级评估方法非常重要。尤其对于处于不同发展阶段、合并不同并发症的肝癌患者而言，治疗策略的差别会影响整个病程，包括患者的预后。如何做到客观有效的术前评估，选择有效的治疗方法，改善患者的预后是肝胆外科面临的一个挑战。

在应对这一挑战中，医疗元宇宙临床决策系统带来了新的机遇。Web1.0被称为机器互联，Web2.0被称为人人互联，Web3.0则被称为万物互联。而元宇宙被称为万物互联的终极形态。医疗元宇宙决策支持系统功能将在临床使用中不断壮大，可提供循证、个性化、多层次、长周期、有优先顺序的治疗方案和策略，从而帮助肝癌医生或临床团队做出更快速、更精准的治疗决策。

而医疗机构来可以实现前所未有的全价值链医疗管理服务。医疗服务的价值创造是通过一系列的活动完成，具体涉及上游的处方、非处方类医疗产品和下游各个区域性医疗机构，这些互不相同但又相互关联的医疗活动，形成了一套完整的医疗生态价值链。在医疗元宇宙的体系下，一切都是围绕患者价值而实现的生产活动。在这个体系中医疗临床决策支持系统的医疗资源服务于医疗服务的整个生命周期，使医疗服务的每个细节都能为患者实现高水准的医疗服务。

对患者来说，自身也可以实现全面健康管理。运动、心率、睡眠等监测为代表的移动传感设备大规模的普及。这些数据将实时地传送到医疗元宇宙中，用户可以实时监测到自己运动所带来的健康状况的变化，随时掌握各种数据的信息，这些信息上传到元宇宙数据库形成个性化个人电子档案，用户对于个人生活习惯的智能化处理和评估，可以更为精准地掌握自己的身体状况。同时，通过医疗元宇宙的健康管理方案，调整自身日常的运动安排和节奏，进行健康干预。

第六节　本章小结

医疗元宇宙信息系统体系将医疗智慧化发展到了一个新的高度，形成了一个新的医疗生态体系。而其中的监管体系、支付体系、服务体系和决策支持体系又是其重要的组成部分。这些体系的结合将使医疗行业更加科学化、规范化和智能化。建设医疗元宇宙是实现医疗现代化进程的必然趋势，以满足更多医疗人群的多样性需求。

医疗元宇宙生态体系的出现，从根本上实践了"以患者为中心、以服务为根本、以管理为支撑"的核心理念，通过沉浸式、交互式、穿越式的新型医疗方式特点，将医疗元宇宙中的医院、医生、护士、患者、供应商、政府、基层卫生机构等主要医疗实体，通过超越时空的方式连接到了一起，真正实现了高效率交流、高品质治疗。而在人、财、物方面也实现了精细化管理，降低各个医疗服务实体的时间成本、管理成本、运营成本，从而也提升了他们的工作效率，增强了这些机构的活力，进而提升了整个医疗生态的综合运行水平。

第九章

医疗元宇宙的特点及意义

第一节　医疗元宇宙的属性与特征

医疗元宇宙三大属性

1. 医学延展性

医疗空间拓展性既是虚拟与现实的融合互联，又是物质、精神、客观知识的"三位一体"。

在医疗元宇宙中，"虚拟现实 + 医疗"不断融合。这主要体现在虚拟现实技术能虚拟出特定的场景，让患者沉浸于虚拟场景中，最明显的用途就是能用于心理疾病的治疗。通过模拟让患者放松的场景，以虚拟美景让后续的心理诊疗事半功倍。

这样的融合也可以用于医疗教育领域。有了 VR 技术，传统的医疗教育方式发生了改变，学生能够以一种身临其境的方式学习相关知识，无论是人体解剖还是临床知识，都能在 VR 中学习。而且 VR 技术还能够进行模拟手术，未来的外科手术医生能够尽可能多地进行练习，然后再对病人开始真正的手术。

另外，经验更丰富的外科医生可以利用虚拟手术室学习和探索新技术，或者进一步深化具体的操作步骤。

在患者体验上，医疗元宇宙在减轻慢性病患者的痛、控制压力、缓解自闭症、治疗中风等方面都能够发挥积极的作用。医疗元宇宙中会有很多相关的虚拟现实应用出现，给越来越多的患者带来了福音。"智能诊断"和"医学影像识别"领域的发展将会提升虚拟门诊的诊治效率。

在临床研究领域，虚拟现实技术可以辅助专业的研究人员进行临床研究，利用不同的 VR 应用，专家可以收集数据，进行更深入的研究。在研发不同的疾病治愈方法、研制新疫苗等方面，虚拟现实都能起到很大的作用。

医疗时间拓展性是指，时间拓展包括客观时间和内在时间（心流）。客观时间就是我们所说的过去、现在、未来。患者的现病史、既往史、个人史、家族史等，是伴随着患者的有医疗价值的过去信息。主治医生可随时调取相关的信息，对于正在诊治的患者做出更加精准的治疗。关于未来，医生根据病情进行虚拟随访，定期关注患者用药及康复情况，这些可最大限度降低复发的可能性。即便复发，通过康复监测报警疾病也能在第一时间得到救治。在元宇宙中，医生的职责从原来的诊中拓展到诊前、诊后，患者得到过去、现在和未来的全方位诊治与服务。

内在时间就是心理学里常说的心流。米哈里·契克森米哈赖教授（Mihaly Csikszentmihalyi）是第一个深入研究心流的人。

他对心流的定义是：当人们全身心投入某件事时会感到无比快乐甚至幸福时的状态。这段时间中最重要的是体验感。医疗元宇宙的出现正是这种思想的最好体现。正如心流时间中所倡导的，要建立生活秩序，要做个人能力与挑战度相匹配的事等。在医疗元宇宙中通过视觉化模拟出来的信念，可以帮助患者在大脑中勾勒出良好的治愈过程，目标达成时还会有成就感，这些都可以使患者积极配合治疗，达到良好的治疗效果。

2. 人机交互性

人机交互在医疗领域中的实现大体分为三个阶段。

人机交互的第一个阶段，用户和智能进行交互主要是通过鼠标以及触控来实现的，比如医生在电脑上问诊、患者在手机上看病等。

人机交互的第二个阶段，用户和智能设备进行交互主要是通过语音的方式来进行交互，比如苹果手机或者小米手机通过唤醒 Siri 以及小爱同学，患者就可以实现不用触碰手机就能寻找指定科室医生、设置检验或复诊报时、聆听自己的健康报告等操作。人机交互前面两个阶段的发展只是使用户和机器进行交互的形式变得更加地便捷，而目前所欠缺的就是给用户提供更好的体验感受，而人机交互的第三个阶段最主要就是提升这个方面，在这个阶段比较着重 VR、AR 以及追踪技术的发展，使医生和患者在体验产品的时候可以更加直观、真实地体验产品，从而提高医生和患者的使用沉浸感。

医疗元宇宙的人机交互就是第三阶段。患者在特定的医疗场景下治疗会有更好的辅助治疗效果。未来的医疗传感设备尽可能简化操作行为，并且不同人群的患者将通过机器学习有针对性地迎合患者的认知和行为习惯。患者和仪器之间的交互行为，往往通过非接触界面、接触界面和侵入界面三种方式来进行。尤其是侵入界面，一般通过人体管道或者创口作用于人体，这会给患者带来较大的心理负担。因此，医疗元宇宙中的人机交互性通过人性化的交互设计让患者感到安全、舒适。

3. 行业融合性

医疗元宇宙的出现实现了虚拟世界超越现实的自由和多样性。目前医疗行业包括医院所有的人事以及设备耗材使用和购买。具体包括医疗器械、医药药品、生物制品、保健品及营养食品、体检、诊疗、医疗保险、陪诊、海外医疗等九大类。

在元宇宙中，医疗行业的多元化链条有机结合，并且可以减少中间环节，大大缩短了行业运转流程。比如药品可以直接通过医生开具的电子处方，药厂可以直接将药品邮寄到患者手中，同时医保会自动形成，其他相应的保健品、体检方案、陪护方案通过大数据也可以自动生成。这就形成了多样性医疗生态的有机融合。

医疗元宇宙的六大特征

1. 沉浸性

医疗元宇宙的最大特点就是沉浸性。其设计理念是最大限度减少各种干扰因素，让医患双方都能专注于诊疗本身。通过元宇宙的相关技术将就诊流程中所需的硬件、软件、节点全部重新整合。优化技术做加法，流程才能做减法。在医疗元宇宙的就诊流程中每一处，丢下的是不便感，增加的是获得感。医生和患者不再为距离等问题而发愁，双方可以穿越时空的障碍，通过双方的专属通道进入与世隔绝的虚拟诊室。患者通过体表数字孪生技术将身体上的疾病反映出来，AI 就对患者的身体做了某种程度上的初步筛查。医生在此基础上进行更为深入的诊断治疗，这可以使疾病得到更为精准的诊治。同时，患者在极具针对性的诊治过程中，完全沉浸其中，对自己的病情了解得更全面，对自己的疾病管理更有针对性。同时，虚拟空间可以根据不同人群变换场景，不管患者是喜欢暖色系还是喜欢冷色系，他都能根据喜好随时调整。

2. 互动性

在元宇宙中，不同人群通过各自的人机互动形成了一定圈子的虚拟社群。医疗元宇宙正是利用了这个特点，在医生、患者、医院、医疗企业、监管部门不同医疗生态构成主体之间形成有效的互动模式。

医患互动，对患者来说，得到了翔实的病情报告；对医生来说，得到了翔实的诊断信息，并纳入元宇宙病历库；作为元宇宙共享医学资源，便于其他医生的查阅。药患互动，使患者可以直接根据虚拟处方领取药厂的药品，这样可以大大减少中间环节时间和成本，从而大大降低用药延误或断药的风险。医监互动，医生到医院再到监管部门形成多维度相互监管，最后实现医生的诊治更为规范，医院的业务流程更为合理，监管部门的监督检查更为透明。医商互动，医院和器械商之间采购更加透明，而且通过大数据分析，价格也会更加合理。

3. 共享性

医疗元宇宙的共享性与现在普通的网络共享不同，它是基于区块链技术的网络共享。

区块链网络共享机制最大的特点是去中心化。在去中心化的世界里，人人都成为医疗元宇宙的监督者。医生和患者都能索取自己权限范围内所需的所有元宇宙资源，如医生会诊中患者病历共享、医生专家资源共享。

由于区块链的不可篡改性，医疗元宇宙资源共享的安全性较强。这个特性为很大程度上提高了医生和患者身份的可信度，可完全杜绝黄牛党冒名买票的情况。元宇宙的挂号是通过唯一性的身份识别直接甄别的，这就有效避免了现实中因为重名而看错病的尴尬场面。智能合约帮助医疗行业制定复杂的相应业务的逻辑规则，一旦医疗场景出现，这些规则自动运转、执行。这有效避免了现实中因疏忽而遗漏诊疗流程中某个环节的情况。

4. 持续性

医疗元宇宙比起互联网医疗有其无法比拟的持续性。首先，医疗元宇宙是基于数字孪生技术。此技术最大特点是：实体在，数据在；实体亡，数据归档，即形成"虚拟灵魂"。在婴儿落地之日起，同步数据已经形成，生老病死都会在元宇宙中进行持续记录。在疾病得到医生诊治后，患者和医生都会得到相应的数据，以便诊后医生监控和患者自治，元宇宙虚拟现实的监控和自治效果是远远优于互联网监控的。即便是去世，虚拟灵魂也会在医疗领域通过 AI、BI 分析整理成具有研究价值的报告，供以后的医学科学家作为科研的参考依据。所以医疗元宇宙中的医疗数据是持续性数据，这也对元宇宙的数据存储技术提出了较高的要求。

5. 多元性

医疗元宇宙看病模式不会只有一种，不同的人群都会有不同的选择。可以从衣、食、住、行四个方面，老、幼、病、残、孕及家属六个维度，去构建元宇宙虚拟医院。

概括来说就是：病号服、用餐、病房、就诊通道等针对六个人群设计出六种；病号服、病房、通道都是虚拟场景；用餐是提供针对性的食谱，患者根据食谱说明用机器手臂来制作病号膳食。医院外部的治疗可以通过传感康复设备连通元宇宙内的场景来实现辅助治疗的效果。患者健康管理，包括吃药、饮食、排便、睡眠等作息管理，全方位地帮助患者早日康复。

6.完整性

虚拟与现实共生，形成完整的医疗生态体系。

通过上述多样性的描述，不难看出，医疗相关的行业在医疗元宇宙中可以较为完整地共融共生。从治疗过程上看，它的出现有效地解决了目前诊前、诊中、诊后割裂的局面，形成完整的体系。从监管过程上看，卫健委、医保局、药监局可同时齐抓共管，形成多维度的立体式监管。医疗资源分布不均的问题也能得到有效的调配。相对完整的医疗元宇宙愿景是，人人都能获得优质医疗资源的完整的治疗、救助，系统根据紧急程度自动排序优先级，重病优先，为疑难杂症分配更多的诊疗时间。常见疾病患者可以通过医疗自诊自助服务，自行看病取药，这样就节省了优质的医疗资源去提供给更需要它的人。

第二节　医疗元宇宙的建设意义

随着时代经济与技术的进步，社会对于医疗有了更深层次的需求和更高的关注。在当前的元宇宙技术变革背景下，我国积极主动引导医疗行业转型，全面建设医疗元宇宙不仅能够改变患者就诊、家庭治疗、医院诊治、医疗企业运行与一系列医疗体系的模式，还能在社会上产生缓解医患关系、提升医疗效能与改善公共卫生的意义。

缓解医患关系

1. 国内医患关系现状与主要问题

医疗关系是指医药卫生领域中以医务人员为一方，或以病人及社会关系者为另一方，在医学诊断过程中所形成的特殊关系。从实质上来说，医患双方的根本目的是相同的，双方都是希望治疗病情，康复病人的身心，医患关系本应是平等的、积极的。唯有医患双方共同配合，较好的治愈疗效方可达到。但随着人民对看病要求的提高和社会信息化的进展，以及医疗卫生社会主义市场化的趋向加剧，医患双方的矛盾冲突也在增多，如图 9-1 所示，我国医患矛盾的社会影响一直受到公众的较大关注，每当出现重大医患事件时，公众对于医患矛盾的关注度也会迅速攀升。公众舆情中负面舆情占比 38.7%，正面舆情仅占 7.97%。

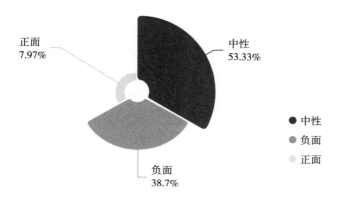

图 9-1　医患矛盾公众舆情分布

数据来源：公开资料整理。

医患关系争议事例表明，医患关系紧张是当前医患关系的社会真实反映。日渐紧张的医患关系引发了医患信任危机、患者不满情绪增加、医疗纠纷解决难度变大等诸多问题。因为医疗科学带有高度实用性的特点，所以医学治疗的过程就必须建立在病人对医务人员信赖的基础上，二者必须彼此信任并互相配合一起来消除疾患。在当前情势下，由于医患双方诚信的极度缺失，患者往往对医务人员存在不信任感，如果疾病出现进一步恶化患者往往还会对医师的诊断结果产生怀疑，很容易产生医方为避免风险而不得不对更多投资风险的手术进行非常保守的处理。另外，医疗纠纷处理难度也在紧张的医患关系下变得更加复杂，由于非司法处理途径占据了大部分方式，病人因为不合理原因而妨碍正常医院秩序、甚至影响医护人身安全的事情也时有发生。所以，深入研究和谐医患人际关系的主要社会问题，并采取相应的举措化解医患问题，建立健康和谐的医患之间人际关系，是中国医药卫生领域的一项重大课题，亦是解决民生问题的重要议题。

2. 医疗元宇宙如何缓解医患关系

医疗元宇宙的发展，对于缓解现阶段日渐紧张的医患关系来说，着重作用在能对目前匮乏的医疗资源予以重新整合、分配与普适性适用。首先，在医学元宇宙中，利用元宇宙技术极大减少了时间、空间的成本，也极大改变了传统医院中复杂的医学过程，并化解了异地就医的空间问题。因此，医疗资源不均与不足问题能得到极大的缓解。而随着未来元宇宙医疗的建立，其将为公民提供医疗保健服务的新型远程医学网络平台，将运用人工智能、区块链、5G等新信息技术，实现网上云视频看诊、医生与病人双方视频面对面诊断、随访管理等服务功能，并全面完成了网上电子药方、延伸医嘱、电子疾病数据共享等服务职能，直接为社会公众提供疾病诊断、诊疗方案、开具方剂和药品配送等服务业务，给患者提供了在线沟通、双向转诊和轮诊的机会。相反，传统医院正面临着"等三小时看三分钟病"等时间成本高昂的问题，传统医疗的分类诊断和治疗效率低、难度大。

随着我国人口老龄化日益严峻、慢性病发生率增加、人群卫生管理意识提高带来的医疗保健服务增加的需要，对慢性病患者、老年患者以及居住地偏远的患者家庭而言，元宇宙医疗更省时、省心、适用性更强。网络下就医无法有效解决病人就诊要求的情形下，医患纠纷容易升级，而医疗元宇宙的发展能很大程度上解决上述问题。

人工智能应用增多。通过学界实证调查研究表明，病人对医疗关系产生不满的部分原因在于医院规章制度体系的问题，另一部分是因为医疗机构的本身因素，包括全部医生疏忽，诊疗差错，医学资料的记载不全、丢失，医院药物、仪器等存在质量问题，医院的服务质量管理不到位，医疗机构内部关系不和谐，服务态度较差，以及病人所获得的医疗服务的公平性较差等因素，这些均会让病人产生不满情绪。在这些因素中，医师的态度占据了重要比重。病人对治疗流程评价的考虑通常集中在医疗水准与态度两个层面，在医疗水准合格的情形下，态度也是认定好医生的条件。传统医疗场景中，一个医生甚至需要在一天时间内服务上百位患者，高强度的工作压力使得医生心力交瘁，对患者难以维持始终耐心、平和的服务。而从 20 世纪 90 年代开始，国外一些研究者通过临床实践总结认为，医疗沟通中并非完全以医生为主，而且有着很明显的区别，"谈判式沟通"则是一个趋向理念化的医患公平沟通状况。"谈判式"是指医务人员采取以病人为核心的沟通模式，同时病人参与程度较高的医疗沟通方式。

传统医院管理模式中，医院的工作环境是严谨而沉闷的，身穿白大褂的医务人员却象征着专业和威严，因此医院往往以医务人员为主体，以患者为中心，整个医疗沟通流程体现了鲜明的工作形式和功利性特色。线下面诊时紧张的治疗节奏往往会对医务人员的交流过程造成影响，不少医务人员没有时间与资源给病人传递详细信息，病人也无法完全消化医务人员所带来的讯息。而在医疗元宇宙情景中，因为脱离医疗环境而产生文化影响，加之人工智能实现的"人机交互"而非"人人交互"，降低了病人与作为权威的医务人员的互动频率，导致医患之间只能在某种程度上保持比较平等的地位。

医疗元宇宙场景在提高病人满意度上的优势，一定程度上也能表现在态度层面。一方面，在医疗元宇宙中，由于人工智能应用增多，患者与人的交互变少，与"虚拟人"的交互变多。以解决常见病轻症问题最多的网络问诊平台为例，服务态度更能反映大夫们服务水平的差异性，而良好的交流心态则可以进一步补充传统医学场景中医务人员技能无法发挥的缺陷。元宇宙医学场景中大量使用的人工智能技术，也极大地解放了病人和"虚拟大夫"的交流能力，使"以患者为中心"的交流宗旨可以得到更好的贯彻。"虚拟大夫"通过充分告知对病人的诊断和处理意见，来增强其对医学决策过程的认知能力与遵从程度，从而也可以提高患者对病情的了解。特别是面对医疗信息不确定性较大或病人担忧情感更加强烈的健康问题时，"虚拟医师"将可以采用更加开放、耐心和亲切的情感态度与语言表现方式来鼓励病人分担疑虑、提出观点和要求，并以更加通俗易懂的话语风格全面通报病人治疗成果和医学意见。同时，在治疗过程中所形成的电子医学记录系统，将帮助病人了解并记录医学意见。

另一方面，人工智能的应用能给予患者更多解答方案与情感慰藉。在医疗元宇宙场景的医疗沟通流程中，患者本身会针对所掌握的健康资讯表达自身的观点，在治疗人员利用人工智能以及大数据分析技术，经过分析并发现病患拥有相应健康素养的情形下，也会更有热情、更有针对性地解决病患的健康问题，并可能会把病患的合理需求也纳入考虑，以产生更符合其价值观的治疗方法。在这种一来一往的交流过程中，病人能够更从容地表达自身的疾病问题，并相对公开地透露自己所存在的心态以及情感问题，也因此可以更好得到情感安慰，医患双方也更有机会在处理方法上取得共识。对许多病人而言，其治疗的目的并非是诊断或治疗病症，也就是得到关于自己病情的更多资讯。他们对医师问诊效率的评价中，医师解答的细致程度是一项关键的标准。回答内容详尽，深入浅出，并能为病人提出可借鉴、操作性较强的具体意见的医生也备受欢迎。同时为了增加病人参与的积极性，人工智能技术除在改变传统医院的沟通行为以外，也可以在对病人指导和医患教育等方面产生很大的改变，比如可以根据患者的病情或者倾诉给出比较详尽的类目参考，以及开放选项等。

医生专业水平增强。医疗本身就是一个很高难的专业，至今为止，虽然人类在医疗工作者领域已获得了灿若星河的科学成果，但对人们现在及其未来将会面临的各种病痛来说，现下的科研进展仍然有限，因此医学领域中仍充满了无限的未知与变数。同时，医疗又是一个具有极高风险的专业领域，在诊断病情的同时，也有可能给人体带来严重损伤，在这里的负面影响也很易让病人或家人误以为是由医务人员的医术能力不足或医疗事故而导致，并由此引发了医疗争议。同时，由于很多地方还没建立医院风险分担制度，并未建立医院责任险，由此使得医务人员的自身保护意识提高，在目前的医疗技术水平有限的情况下，尤其是面对疑难杂症时会面临巨大压力。

如上所述，病人对治疗过程评价的考虑通常集中在医疗效果与服务态度两个层面，而医疗元宇宙除了能通过人工智能技术应用提升患者就诊时感受到的服务态度，随着人工智能、大数据、数字孪生、机械制造等技术在元宇宙中的发展和集成，现代医疗的医学诊断和治疗水平也会被整体提升。以智能手术机器人为例，在传统的骨科手术中，手术路线的规划完全依赖于 X 射线或透视图像，而术后动作则完全取决于医师徒手操作的经验。而当骨科的手术通过机器人导航系统使用后，机器人就能够直接把 X 光线导航图片送入计算机系统，而医务人员也能够通过手术人机交互软件在电脑上规划路线，这极大提升了骨科手术的精确性与有效性。

从长远方面来看，随着传感器技术、5G 技术、大数据分析技术、云计算、人工智能等新兴科技的开发与运用，医学健康技术的发展空间将大大被拓宽，医学元宇宙的治疗机能将日益完善，各种传感技术和手段将越来越完善，除能够逐步完成与传统实体医疗机构一样已经基本齐备的所有功能外，还将加入更多传统常规治疗所不具有的辅助功能，如并发症控制、用药监控以及其他更细致的治疗前后病理控制，继而最大限度地保证了治疗效率，从而减少治疗技术性损伤与意外，为病人带来了安全、愉悦的治疗感受。

此外，在医疗元宇宙场景下，医学教育与培训亦发生了颠覆性的变化。传统医护课堂教学由教师主导，理论知识教学具有相当的书面性，实操性并不强，同时面临着学生自主学习能力不够、课堂重理论知识轻实际、课堂交互效应较差、优质教学资源分配不平衡等问题，对临床医护工作课程教学有很大的负面影响。不同于在传统医学场景下中医院对教学资源的分配有限性，"元宇宙 + 医疗教育"模式所能够实现的，不仅是通过引进大医院的专家学者、由国内著名专家学者担任教授，开展包括由国内著名专家的独家手术视频直播授课、医学领域最新科技发展、线上远程咨询与辅导、专家远程讲座等内容，而且可以通过不断创新的教学方法和实施路径，使临床教学可以打破传统课程在时间与空间上的束缚，为临床医学开展教学培训、远程诊断、病例研究以及手术示教提供专业且全面的教学体系，全方位提升医学人员的专业技能。另外，借助元宇宙承载信息量大、更新速率快的优点，医疗健康大数据的建设能更加完备，与此同时，能够有效落实专家一对一帮扶，加强重点学科建设，促进医学院教学体系的不断完善，不断提升医学服务能力与整体医疗水平。

提升医疗效能

1. 国内医疗效能现状与主要问题

新中国成立后，在我国充分发挥社会主义制度优越性，大力发展医学科学技术，在世界上率先分离了沙眼衣原体，并进行了中国第一个断肢再植术试验，在抢救儿童大面积烧伤、用化学药物治疗绒毛膜上皮癌变、研究抗疟子药物青蒿素、肝癌早诊早治、细胞分化诱导治疗急性白血病等方面，获得了大量的医学科技和医药创新成果。改革开放后，中国医学科技的发展步入快车道，大量研究成果涌现。近年来，以微创化、个体化为典型特征的现代医学技术手段在临床应用中，呈现出"外科医疗腹腔镜微创化、内科医疗外科化、介入治疗常规化"的发展趋势。在外科领域，以腔镜为代表的腹腔镜微创术已逐渐代替了传统手术方法，在部分国家三级甲等医院中，腔镜手术的占比已超过了80%。在内科诊疗领域，经自然腔道的内镜检查技术，已经完成了从检查到处理、从腔内到腔外的突破，已应用于呼吸、消化系统、耳鼻咽喉科、妇女病等专业领域，并已在基层医院中广泛使用。过去需要通过传统大手术处理的部分病变，现在利用内镜技术已经基本做到了微创甚至无创的处理。介入治疗损伤小、康复速度快，而且能够取代部分手术设备，使药品直接到达病灶处，是最有代表性的现代医学技术手段之一，近年来进展也很快。另外，人工智能、3D 打印机、靶向治疗等新兴的科技相继走向临床，进而带动医学科技的蓬勃发展。

虽然随着医改继续向纵深推进，中国的健康水平已经有了进一步的改善，但目前影响中国医疗和保健事业改革发展的内部结构性困难仍然存在，一是健康人才数量不够，高素质健康人才匮乏；二是医院资源分布不均匀，而且集中于经济不发达的农村地区；三是医院服务体系不健全，科学有序的就医格局还没有建立。基层医药卫生组织公共服务力量欠缺，各种等级、类型的医疗机构职能定位不清晰，存在病人向大医院聚集、跨地域就医的现状；四是中国境内公立医院在研发、专业、成果转化等医疗高精尖应用领域，与全球顶级水准尚有距离。同时由于公立医院内部管理制度的不健全，以及医院成本高、服务渠道小、覆盖面窄等问题，影响了民生。尤其以"工作效率较低的医疗保障制度、服务质量较差的医疗保健、照看难且贵的就诊状况"为典型代表的公立医院问题，是社会各界所关心的重要问题。大型公立医院人满为患、社区门诊高端设备覆盖率较低，小社区门诊无人问津，高端技能熟悉度较少，对患者认可度低，患者就诊程序复杂，小型公立医院服务较差、大型公立医院管理体系效能较低、慢病治疗管理覆盖率较低问题都是由公立医院内部信息管理不畅通，公立医院资源二极化，以及公立医院机制不全等因素所造成，这些问题已成为影响整个社会健康与和谐发展的关键原因。

2. 医疗元宇宙如何提升医疗效能

智能设备的全面应用。医学已成为社会发展中与民众日常生活联系最为紧密的场景之一，而人工智能与医学应用场景之间的联系也越来越密切，社会各界对医疗装备的关注度也越来越高。医疗装备作为医疗卫生和健康事业的重要物质基础，与人民群众健康紧密联系。当前有不少常见的生活类智慧医疗设备运用于日常生活当中，比如智慧降压计（透过蓝牙或 Wi-Fi 网络连接后，在手机 App 端能够清晰地展现个人健康数据分析，自行解析健康结果，血压数据分析长期储存在云端，及时随地查看以往记录）、智慧血糖仪（智能语言显示，应用简洁、方便贴心，智能免调码）、智能体脂秤（多模式、大存储，满足全家各年龄阶段需求，全面检测身体重要数据，根据每个时段的身体状况和日常生活习惯提供个性化的饮食和健康指导）等生活智能医疗设备。2021 年 12 月 28 日，由工信部、国家卫健委等10 部门共同颁布《"十四五"医药装备产业健康发展计划》（以下简称《计划》）。《计划》还指出，到 2025 年，医药装备工业的基础高级化、全产业链现代化水平明显提高，主要的医药技术装备基本达到市场合理供给，高端医药技术装备的生产性能和服务品质水平明显提高，并最终形成对公共卫生和医药健康需求的全方位保障能力；至 2035 年，医学技术装备的开发、生产、使用提高至全球领先水平，中国步入医学技术装备创新型大国行列，为保障民众健康、全生命期健康服务提供强劲保障。

医疗保健设备向数字化、智能化的转变也是必然趋势，在医疗元宇宙时代下，各类智慧医疗设备将可以全方位走进人类的健康生活和医学活动中，多元宇宙时代智慧医疗设备也将给人类带来崭新的健康服务模式和医学感受。通过智慧终端可以帮助使用者在家就能完成身体检测，对自己的周期性健康状况做出预防、评估、咨询、管理、服务等，把原来的被动就医模式转化为主动式保健服务；在智慧医学应用领域中，可穿戴设备的数量和功能也呈迅速增长态势；作为智能服务机器人的一部分，医学自动化机器人可以辅助医师诊断、拓展医师能力、促进病人健康恢复，它具有少误差、高安全性、强适应性和良好互动性等优点，既可以为医务人员和病人带来最大福祉，同时又可以促进现代医学的升级发展。在当前，作为新型智能诊疗装置，服务机器人已开始渗透到医学健康、治疗手术、后勤保障工作等诸多应用领域，并催生出了包含手术自动化机器人、健康自动化机器人、导诊机器人、搬运机器人、陪护自动化机器人、外骨骼自动化机器人等多种类型。在中国人口老龄化、医疗资源分布不均、病人基数庞大的情况下，智能医疗设备能够提供更加安全、稳定的医疗服务保障。

总的来说，在医疗元宇宙时代下其是指通过使用当时最先进的医用机器人、医学感应器、医用扫描仪、VR头盔等智能装置，完成患者与工作人员、诊所之间的智慧交流，以实现提高诊疗效率的目的，让医学服务进入真正意义的全智能，从而促进医学事业的繁荣发展。

智能技术的全面应用。元宇宙中的六大技术在医疗元宇宙将得以广泛的应用。医疗元宇宙正是基于这些新技术，实现个性化、定制化、大数据化、虚拟现实化的医疗生态体系。区块链技术也可以用来处理医学信息隐私保障问题，因为黑客等不良人员所获取到的是经过加密后的匿名信息，因此无法对病人信息产生安全上的威胁；医院信息系统孤岛问题，通过区块链技术能够使关键数据电子化并上链存储，可以进行分布式的资源共享，从而突破了各个系统或组织之间的信息壁垒；医院电子健康病历创建问题，用区块链技术实现了病例存储，病人本身就能够掌握个人就医的全部历史数据，对于精确诊断和疫病防控有着重要价值。区块链科技不但推动了安全加密货币的开发，还能有效地遏制骗保等不良行为，从而降低医院的资金损失，也能够协助病人在进行治疗时，提早设定好自付费用数额，也可以提供预付款的金融服务，除减少病人治疗之外的成本，医疗机构还可以减少未收费用。虚拟现实科技和传统医学知识教育方法相结合，开展培养将成为未来医疗素质教育的主要方向；虚拟现实＋个性化锻炼：利用科技，在一方面也可以提高对体育锻炼的兴趣，使高强度的锻炼活动成为愉悦的游戏体验；另一方面可以带来精确的技能指引，帮助使用者更快速地掌握技能动作，更高效地实现锻炼目标；虚拟现实＋临床辅助：随着虚拟现实技术的逐渐完善，AR 与 VR 科技不断向病人管理、医院运营维护、检查确诊、护理健康等环节延伸。医疗一直被称为严肃的科学，元宇宙游戏技术的介入使医疗多了几分轻松的色彩。这里所说的游戏技术既包括游戏引擎相关的 3D 建模和实时渲染，也包括数字孪生相关的 3D 引擎和仿真技术。人工智能医疗的具体应用领域包括信息洞察和风险管理、医疗研究、医学影像和治疗、生命质量控制和监测、精神卫生、儿童看护、抢救室和医疗控制、药品数据挖掘、虚拟助理、可穿戴设备等。医疗元宇宙的画面像素精细度与拟真效果仍有很大差距。为改进现有的渲染模式，提升游戏的可触达性，需要算法、算力的突破以及半导体等基础设施产业的持续进步；物联网技术既承担了物理世界数字化的前端采集与处理职能，同时也承担了医疗元宇宙虚实共生的虚拟世界去渗透乃至管理物理世界的职能。只有真正实现了万物互联，元宇宙实现虚实共生才真正有了可能！物联网技术的发展，为数字孪生后的虚拟世界提供了实时精准持续的鲜活数据供给，使元宇宙虚拟世界里的人们在网上就可以明察医疗生态世界的秋毫。

总的来说，在医疗元宇宙时代下是指通过运用区块链信息技术、虚拟现实信息技术、数码孪生信息技术、物联网技术等，以实现提高诊疗效率的目的，让诊疗服务进入真正意义的现代化，从而促进医学事业的繁荣发展。

改善公共卫生

1. 国内公共卫生现状与问题

我国公共卫生现状在组织结构方面来看，中国的公共卫生系统分为基本医疗卫生系统、公共保健机构、疾病防治与监督系统等，但随着社会主义市场经济发展，中国公共卫生系统的组织结构已日趋完善。目前，在中国已形成了超过10万所的基础医疗健康机构，另外还有专门的公共健康管理机构和城市慢性病防治中心等，在地方政府部门的指导下和社会各界的共同协调下已经初具规模。而在其具体工作流程中，不同体系之间也履行了相应的社会责任，各部门间分工清楚，同时又能相互配合，其中，除以城市基础医疗健康管理机构为中心，为民众提供了免费的基础健康服务外，对农村社区中各个人群的基本医疗保健服务的调查研究也得到了加强，以及利用专门公共健康机构服务网络向大众普及基本卫生教育。在法律监督方面，随着经济与社会的蓬勃发展，国家也加大了对公共卫生系统法律监督管理的研究，如 1989 年的《传染病防治法》，随后我国立足于社会发展，通过《红十字会法》《母婴保健法》等，逐步健全了公共卫生系统的法律管理制度。另外，政府根据于社会各个地方情况，也出台了相关的条例，如《学校卫生工作条例》等。在资金投入方面，由于中国人卫生意识的提高，以及公共卫生系统筹资保障机制的日趋完善，在投资管理工作上有着相对健全的运行流程，其中又以地方政府部门为主体，并为其发展壮大提供了资金保证。在管理水平方面，在社会体制变革后，中国公共卫生系统管理已从管理模式上和方法上越来越科学合理了。其中，我国进一步完善了关于公共卫生体制的法律规定，并立足于实际需要，对社会上公共资源的分配给予了相应调整，从而缩短了普通民众与公共卫生体系的距离，进而提高了国家公共卫生水平。

但同时，中国公共卫生系统发展中面临的问题也不容忽视，公共健康系统与社会发展并不同时，在公共健康系统运作过程中，既需要社会各界不同能力的支援，也需要与经济及社会保持同步发展。中国的公共卫生系统在目前虽然获得了很大进展，但与中国当前医疗服务水平和社会保障制度的进展并不同步，在实际工作中也反映出发展滞后等不足。一方面，传统社会医学模式和现代卫生资源之间产生的矛盾冲突严重限制了中国公共卫生系统的进展；另一方面，社会卫生问题也出现了相应的隐蔽性，比如传统感染性疾病、慢性病等尚未获得有效管理，这一现状的产生进一步加剧了中国公共卫生服务体系的工作难度。其次服务存在滞后性。在现代社会中，由于公共健康系统的公共服务功能主要侧重于慢性病诊治，而对慢性病防护则没有针对性深入研究，而防与治分离现象也限制着社区公共体系的功能发挥。因此，目前医疗系统在开展慢性病诊治工作时，多以个别病人为主要调查对象，而缺少对群体问题的深入研究，因此无法为社会公共健康系统的发展提供可信数据，同时在医院教学系统中，防与治的教学又存在某种隔阂，由此造成了社区公共健康系统中公共服务功能滞后等严重缺陷。

2. 医疗元宇宙如何改善公共卫生情况

医疗传播把人们在不断了解医疗科学实践中形成的医疗技能、思维、方式和认识利用各种渠道和多种形式传递给社会公众，使公民了解和掌握，培养公民医学科技文化素质，其担负着推广、普及、提倡健康文明生活方法，培养公民身体素质的重大任务。

由于中国人卫生意识的提高，社会各界对卫生的重视程度也与日俱增，很多人尝试着借助各类媒介掌握相关的医疗知识，但能关注的内容却少之又少，且没有一定系统性，且信息内容也缺乏真实可靠性，使得社会大众往往对医学知识一知半解。目前的医疗宣传缺乏医药保健知识的传播，根本无法满足大众的实际需要。医疗本身就是一个严肃深刻的科学，而这些专业名词和用语对普通人来说，理解起来十分困难，这就需要医疗教育工作者把艰涩、冰冷的医学文字，转换为生动有趣鲜活、普通易懂、深刻浅出的科普文章，能适应社会各个文化层面的需要。

元宇宙时代的到来，对于提高媒体在医疗宣传方面的内容与质量具有重大意义。元宇宙可以帮助医疗媒体进行数字化转型，提升其社会责任感及公益担当意识，增强其危机管控能力。麦克卢汉曾经提出"媒介即资讯"。在信息时代，人们所传递的最有价值的资讯实际上正是在这种信息时代发展中所产生的信息传播技术本身。传播技术的更新将带来传播信息容量和格局的变化。作为被众多信息行业巨头寄予厚望的下一代信息传播技术，元宇宙应用于传媒业也会成为一种必然。元宇宙参与新闻信息传播，将会助推新闻采编流程的优化，促进传媒产业的迭代升级，对医疗元宇宙来讲，它有以下几个方面的优势。

拓宽医疗新闻采集维度。元宇宙是一个自给自足的无限系统，在这个世界里，每个人的虚拟身份、事业、社交圈、信息圈都是完整存在的。虚拟世界自身在不断地创造内容，形成一个完整的虚拟社会。在这个虚拟社会里，广告、社交、贸易往来等活动都可以进行。在元宇宙不断发展的情况之下，虚拟社会逐渐逼近现实社会，成为平行于现实社会且和现实社会高度相似的空间。所以，虚拟世界中发生的各类事件将是未来新闻采集的又一重点对象，医疗元宇宙作为其中的一部分，在其中进行的医疗活动自然会产生各类事件新闻，这些新闻的产生极大地拓展了传统医疗新闻的采集维度。

新闻生成效率大幅提升。如今"内容为王"已经成为各个媒体平台在进行新闻内容制作时都要遵循的宗旨。受众在接触新闻内容时对新闻质量的要求越来越高，在接触高质量内容的同时，受众对新闻的传播速度也会有更高的要求。在医疗元宇宙技术空间，各类用户都会成为元宇宙新闻信息的分发者和传播者，用户在进行医疗活动时会形成自己的医疗喜好，进而拓展传播给其他用户。同时，受众可以自主地在虚拟空间中通过虚拟的人脉和社交圈获取医疗元宇宙高质量信息，甚至可以利用比当下直播形式更加有体验感的元宇宙手段"亲临"现场，关注事情发展的动态。大量人员的拥入和技术带来的便捷传播，将会使医疗新闻业在原有基础上进一步提升自己的内容生成速度。

进一步优化新闻分发方式。如今互联网媒介的发展造就了新闻信息生产和传播的去中心化趋势，算法推荐助推新闻信息精准投放。在未来元宇宙技术的普及时期，媒介会在算法推荐的基础上为信息的高速传播和精准投放提供更多的技术和平台，虚拟空间将会以网络的互通为基础帮助媒体行业提升新闻资源的配置率，保证新闻信息更加精准地投放。另外，元宇宙将会丰富新闻媒介的分发矩阵，帮助各平台深层次优化分发渠道，保证内容在虚拟世界和现实世界同步传播。

新闻制作工具的优化。元宇宙技术是基于混合现实技术、区块链技术等逐渐发展起来的又一创新型技术。在互联网行业内，有互联网专家将元宇宙技术称为"第三代"互联网，即互联网发展到尽头时承接如今互联网技术的网络技术就是元宇宙。元宇宙技术对新闻信息内容呈现形式的要求不同于当下我们所看到的新闻信息内容，元宇宙需要的是沉浸感和临场感。所以，在新闻信息制作过程中，新闻制作工具也会随之优化。新闻制作将会找到更加贴合元宇宙技术的制作手段，随时保持受众接触内容时的沉浸感和临场感。

元宇宙同时也带来了新的科普渠道，如何更好地利用虚拟世界中丰富的资源来开展医学宣传工作成为当今亟待研究的课题，能够在为广大群众提供一个高质量、多样化的医学科普知识的同时，充分发挥自身优势，促进社会健康向上。

元宇宙的到来，给卫生防疫加上了一道更安全的锁。当前我国网络信息技术、计算机科学等前沿科技已深入应用到各行各业，医疗和保健行业也不例外，这从一定意义上促进我国公共卫生和预防医疗走向信息化和数字化。公共卫生和预防医学领域需要充分的研究，也需要建立卫生医学大数据分析应用系统，元宇宙正是利用大数据分析对海量数据做出的科学判断。相比于在传统观念中抽样预测的方式，大数据分析更具备公信力与准确度，公共卫生通过建立卫生医学大数据分析应用系统，既可以对公共卫生中的信息实施监测，以便于进行科学分析，也可以适时对感染性疾病采取防控与控制手段，同时便于向广大社区民众提供信息咨询服务平台，这有效提升了公共卫生的质量与效率。此外，利用先进的元宇宙信息技术，我们可以把医学信息系统与其他信息技术资源加以集成，利用大数据分析应用系统对集成后的数据信息加以分析，可以精确、科学的评估影响身体健康的各方面因素，以便确定人类在当前环境中容易产生的各类病症，可以及时进行预防措施。与此同时，通过构建社区卫生服务体系，元宇宙可以给广大群众带来更为便利的卫生管理服务，进而有效提升社会民众的卫生意识，全面解决人类对精细化和个性化医疗服务的需求。综上所述，元宇宙的融合在给公共卫生和预防医疗体系带来挑战的同时，也带来了巨大的发展机会。

元宇宙时代下的新技术也助力疫情管控。一些国企在利用大数据、智能穿戴设备等科技手段，为抗击疫情做出了重要贡献。光启技术公司依托超材料科技、人工智能、大数据分析、虚拟现实等高新技术，成功开发了光启热图像智能头盔 N901。通过世界领先的 AI 校准算法和热图像检测与温度技术的融合，其既能实现远距离多点批量巡查体温，也可实现无接触式自动记录被检查人员信息和体温；排查效果的提高，对人类疫病的有效防治发挥着不可估量的意义。未来，无论是校园流行病防控基础设施建设，还是国内各级政府在公共卫生领域不断补齐短板，以及国外在医疗防控领域的投入，我们可以预见，元宇宙都将成为不二之选。

元宇宙带来的新科技同时给病患看病带来便捷，医患线上沟通，减少医疗聚集。传统的治病流程需要病人亲自去医院，要问诊、挂号、就诊、付费等流程，复杂且费时间，并且如果病人年纪大、身边没有人陪同照顾，那无疑是在雪上加霜。在现阶段疫情防控管制下，出行也受到限制，小痛小病可以在诊所就诊，倘若是大病想去外地求医，又是一件麻烦事。此时，元宇宙医疗的便捷就可以体现出来，能让人足不出户解决疑难杂症。元宇宙带来的新科技同时给病患看病带来便捷，医患线上沟通，减少医疗聚集。目前，医院的"一卡通"、预约挂号系统、远程诊疗、急救等医疗系统，在元宇宙时代下都有了不同程度的增长，其中以远程诊疗系统成长速度最快。传统的治病流程需要病人亲自去医院，要问诊、挂号、就诊、付费等流程，复杂且费时间，并且如果病人年纪大，身边没有人陪同照顾，那无疑是在雪上加霜。远程医疗的最大优点是给患者提供便利。现在施行视频问诊的案例有很多，如广东省第二人民医院通过视频对大量首诊病例进行了诊断和开药，大量医生则通过微医集团的视频诊疗系统对自己的复诊患者开处方。像一般疾病，患者完全可通过远程看诊，这会节省患者时间，增加医院效率，减少医疗聚集。

对部分病人而言，线上治疗能够减少交叉感染。一些病症存在高传染性，所以，要是去诊所治疗的话，如果患者比较集中，交叉感染就很容易出现。网络的治疗方式就不一样了，网上咨询、心理疏导、就诊、药物配送全部都是一体化服务，这对患者来说非常方便。其次，线上就诊可以节约患者成本。有些患者看病需要跑到大医院，不仅有来回车费，甚至还有酒店费用，他们还要付出时间成本。如果选择线上就诊，对患者来说只需要打开手机，通过语音、图片、文字、电话的方式就能够看病，简简单单几步操作就能搞定。同时，病人还可以直接与医师联系，不用到诊所去挂号等待排队，降低了时间成本。另外，线上问诊使患者更加放松，没有那么紧张。很多病人去医院看病的时候都非常紧张，医院的环境就让他们感觉很不舒服。不过，线上就诊就不一样了，就和平时的聊天一样，病人也会非常放松。从就诊环境来看，线上就诊被很多人接受。但是，线上治疗虽然简单，但也只能针对一些普通的疾病，针对一些比较复杂的疾病，还是尽量去医院面诊更好。因为复杂的病症，医生需要通过各种技术检测排查才能够看出来，并不是简简单单的线上治疗就能够得出结论。

第三节　展望

元宇宙作为整合多种新技术而产生的新型虚实相融的互联网应用与社会形态，还需要一定时间的发展才能完全被人们接受，但作为一种全新的互联网应用形式，它极大地拓展了人类的感官与生存维度，对于推动技术发展，提高人类的生活质量具有颠覆性的意义。医疗元宇宙作为传统医疗形式的一种拓展，对于解决现在医疗行业中存在的医疗资源分布不均，管理机制不健全以及医患矛盾等问题提供了一种全新的方式，提升了医生的专业性同时更加体现出患者的主体性。医疗元宇宙的出现势必会加快医疗行业的变革，加速医疗产业融合发展。但同时也应该注意到，目前元宇宙相关产业还处于发展初期，可能存在发展路线不明的风险。未来，医疗元宇宙会在摸索中前行，在这一发展时期，需要国家在政策方面予以支持，引导相关行业健康发展，相信医疗元宇宙一定会以一种更加成熟的姿态出现在公众面前。